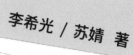

李希光／苏婧 著

科学与新闻之争

十年疫苗事件中的媒体与传播

U0344165

清华大学出版社
北京

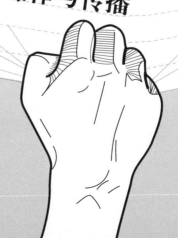

图书在版编目 (CIP) 数据

科学与新闻之争：十年疫苗事件中的媒体与传播/李希光，苏婧著.—北京：清华大学出版社，2018

ISBN 978-7-302-49837-7

Ⅰ．①科…　Ⅱ．①李…　②苏…　Ⅲ．①疫苗疗法－关系－传播媒介－研究－中国
Ⅳ．①R457.2　②G219.2

中国版本图书馆CIP数据核字(2018)第042841号

责任编辑： 宋成斌　王　华
封面设计： 于　芳
责任校对： 王淑云
责任印制： 刘祎淼

出版发行： 清华大学出版社
　　　　　　网　　址： http://www.tup.com.cn, http://www.wqbook.com
　　　　　　地　　址： 北京清华大学学研大厦A座　　**邮　　编：** 100084
　　　　　　社 总 机： 010-62770175　　　　　　　　**邮　　购：** 010-62786544
　　　　　　投稿与读者服务： 010-62776969, c-service@tup.tsinghua.edu cn
　　　　　　质量反馈： 010-62772015, zhiliang@tup.tsinghua.edu.cn
印 装 者： 三河市君旺印务有限公司
经　　销： 全国新华书店
开　　本： 165mm×235mm　**印　　张：** 16　**字　　数：** 251千字
版　　次： 2018年4月第1版　**印　　次：** 2018年4月第1次印刷
定　　价： 59.00元

产品编号： 079789-01

序
恢复公众信心　保障儿童健康

疫苗在公共卫生领域扮演着特殊的角色：健康的儿童通过接种疫苗来预防乙肝、白喉、百日咳和细菌性脑膜炎等严重的疾病。自 20 世纪广泛使用现代疫苗以来，挽救了全球数亿人的生命。许多国家已经完全消除了麻疹、风疹和脊髓灰质炎等疾病。

疫苗已成为现代公共卫生的中心话题，以至于人们视之为理所当然。但是疫苗是复杂的生物产品，需要有力的监督和管理，以保障正确的生产方式和从工厂到接种点再到儿童的过程中得到正确处理。不当处理的疫苗可能失去部分效力和有效性。

2016 年初，某犯罪团伙在中国转售疫苗事件揭露出疫苗供应链中一个环节出现了问题：自费疫苗的分发环节。

中国疫苗的生产并没有问题。世界卫生组织与国家疫苗监管部门紧密合作了15 年之久，对中国所有国产疫苗都有信心。世界卫生组织于 2010 年和 2014 年就中国疫苗监管系统开展深入独立的评估，结果均表明中国监管系统符合或超越世界卫生组织 / 国际标准。

中国政府扩大免疫规划项目中免费向儿童提供的疫苗以及市场上销售的自费疫苗均是在同一套严格监管机制中生产。因此，中国所有疫苗的起点是一样的，其生产流程均得到世界卫生组织考核通过，中国能够生产安全、纯净和有效的疫苗。

问题是在疫苗出厂后出现的。政府分发的免费疫苗是通过严格管理的冷链系统分发的。世界卫生组织和联合国儿童基金会在2014年和2015年评估了中国扩大免疫规划的管理系统，结果表明中国具备很强的有效管理疫苗的能力。本次疫苗事件揭露的问题起因于自费疫苗的分发未遵循相同的高标准。不幸的是，该缺陷遭到不法分子的猖狂利用，他们为了获得暴利丝毫不顾及对儿童健康的危害。

中国扩大免疫规划系统是全球最好的系统之一。这是有事实依据的：由于接种乙肝疫苗，超过99%的中国儿童避免感染慢性乙肝。16年前，中国消除了脊髓灰质炎。麻疹的发病率比疫苗前时代降低了99%。这些成就应能提振公众的信心。

自费市场流通的疫苗对于儿童健康也是至关重要的。部分疫苗实际上仅在中国自费疫苗市场上流通。世界卫生组织建议国家免疫规划能涵盖这些疫苗，包括肺炎/脑膜炎疫苗、肺炎球菌疫苗和轮状病毒疫苗。这既确保中国儿童受益于这些疫苗本身，又能将此类疫苗纳入严格管理的政府分发系统。

中国有关卫生部门和警方对这起疫苗转售事件的调查，表明中国政府对本事件的重视程度。世界卫生组织与开展调查的有关卫生部门始终保持紧密联系，并为其提供全力支持。尽管如此，本次事件说明中国需着力加强疫苗管理法规的全面实施。具体来说，自费疫苗的分发应严格遵守与扩大免疫规划疫苗同样的严格标准，杜绝此类事件再次发生。

本次疫苗事件引发的问题之一是，中国父母可能对免疫失去信心而减少其子女的常规免疫。这将导致非常严重的后果，因为疫苗是防止一系列致病和致死儿童疾病的唯一途径。改善中国自费疫苗的管理、监测和监督将有力保障所有疫苗的安全和效力。必须采取紧急行动恢复公众对疫苗的信心，保障儿童的身体健康。

世界卫生组织驻华代表

施贺德　博士

前言

　　健康传播是一个发展中的交叉学科，目前国内学者的相关专著数量不多。从已有的学者研究来看，多是聚焦在宏观、理论层面，鲜有聚焦某一领域的案例分析与研究。本书将从疫苗接种出发，对十余年来发生的"疫苗事件"进行梳理分析，从中发现事件中媒体的作用与传播的规律。

　　本书共分为四部分。第一部分"源起"，阐述了疫苗接种的媒体报道现状和存在的问题，并尝试对十年来疫苗屡屡陷入舆论危机的原因进行分析。

　　第二部分"聚焦"，对十余年来发生的"疫苗事件"，如2005年安徽泗县甲肝疫苗事件、2010年山西疫苗事件、2010年麻疹疫苗强化免疫事件、2013年疫苗之殇报道、2013年底到2014年初乙肝疫苗事件、2016年山东非法经营疫苗案等，进行了梳理分析。

　　本书认为，这些被舆论高度关注的所谓"疫苗事件"，舆论所呈现的事实与客观事实之间存在一定的差异，实际情况并不总是媒体呈现的那样：安徽泗县甲肝疫苗事件中的疫苗最终被检测为合格品，事件的本质是一个女孩的偶合死亡与群体性心因反应；山西疫苗事件中曝光的15例病例均与所谓"高温疫苗"无关；2013年底的乙肝疫苗事件最终鉴定结果表明，涉事疫苗不存在质量问题，相关致死病例也与疫苗接种无关；2016年的山东疫苗案，最终被定性为非法经营。疫苗的生产没有问题，监管体系也多次得到世界卫生组织的认可，是不法分子在暴利的诱惑下利用了免费疫苗与自费疫苗在流通环节的差异与不同。遗憾的是，这些"疫苗事件"却在公众心中留下了一致的印象，家长们在疫苗反复出事的"集体记忆"下，对免疫信心不足。

第三部分"观点"，对当前健康传播领域的研究视角进行了阐释。本书作者通过对疫苗接种与媒体报道的综述型研究发现，公共卫生和疾病控制学者与新闻传播学者对这一话题的研究取向截然不同：前者重点关注知－信－行模型、社会信任与行为改变；后者则多从媒介化现实、新闻伦理与自媒体传播等角度进行探讨。基于双方不在一个频道对话以及研究的现状，本书认为，一个可能的解决路径、融合方向是风险沟通。本部分的第 2 篇至第 4 篇文章，就分别对知－信－行模式、媒介化现实与新闻伦理、风险沟通等进行了详细的阐述。

第四部分我们补充了一些参考阅读内容，尤其向读者推荐的是世界卫生组织有关疫苗安全性事件的沟通管理守则。

本书的案例素材基于我中心和研究所十余年来与国家卫生部门、国家药品监管部门以及疾病预防控制部门的长期合作，在成稿的过程中，也得到了他们的大力支持和帮助。在此，向他们表示诚挚的谢意！他们是：国家卫生健康委员会疾控局局长毛群安，国家食品药品监督管理总局办公厅王铁汉主任，原国家食品药品监督管理总局新闻宣传司颜江瑛司长，原国家食品药品监督管理总局新闻宣传司申敬旺副司长、巩建平副司长，国家卫生健康委员会宣传司宋树立副司长，中国疾病预防控制中心梁晓峰副主任，国家卫生健康委员会宣传司刘哲峰处长，原国家食品药品监督管理总局新闻宣传司朱明春处长，中国疾病预防控制中心免疫中心王华庆研究员，中国疾病预防控制中心政研中心王林主任（现任中国疾病预防控制中心环境所书记）、郭浩岩副主任，中国疾病预防控制中心免疫中心项目办余文周主任等。同时也感谢我中心张镜、周盼盼两位年轻的课题研究员及硕士研究生周碧莹同学在成稿过程中提供的帮助。需要说明的一点是，鉴于本书相对通俗读物的定位，出版社建议所有参考文献在书末一并亮相，对于书中文字或观点不妥之处，也请读者们批评指正。

从 2017 年起，清华大学国际传播研究中心和清华大学健康传播研究所将基于十余年来从事健康传播专业研究的实践和成果，携手清华大学出版社推出"健康传播系列丛书"。本书为系列丛书的探路之作，希望能够通过我们对十余年来疫苗领域的典型案例的梳理、分析与反思，一方面促进公共卫生和疾病控制学者与新闻传播学者的跨学科交流与合作，另一方面引导媒体、读者更加理性地看待疫苗，避免使科学陷入危机之中。

李希光　苏　婧

2018 年 4 月

目录

疫苗被媒体妖魔化了吗？ / 2

十年反复，疫苗总是跌入同一个坑中 / 18

源起

甲肝疫苗事件：

"夺命疫苗"媒体第一案 / 30

山西疫苗事件：

揭黑报道引发的信任危机 / 41

麻疹疫苗强化免疫：

突如其来的谣言风暴 / 50

乙肝疫苗风波：

媒介化现实中的疫苗安全 / 60

"疫苗之殇"：

被反复征用的催泪炸弹 / 77

山东非法经营疫苗案：

疫苗陷入塔西佗陷阱了吗？ / 86

聚焦

媒介化现实与科学的危机？

——疫苗接种与媒体报道的学界研究综述 / *104*

公卫疾控的关注焦点：

知－信－行模式与接种行为影响 / *121*

新闻传播的争论焦点：

媒介化现实与新闻伦理 / *125*

可能的合作路径与解决方案：

风险沟通——追寻多赢的对话 / *136*

疫苗安全性事件：沟通应对的管理（WHO）/ *154*

我们的社会需要"逃命新闻"吗？

——2009 年甲型 H1N1 流感留下的思考 / *224*

问题疫苗案后，这七个问题你应当知道答案 / *239*

参考文献 / *243*

观
点

参
考
阅
读

源起

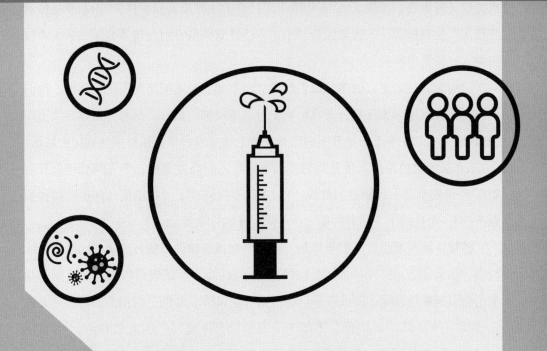

疫苗被媒体妖魔化了吗?

2016 年 12 月 30 日, 国家卫生和计划生育委员会(以下简称国家卫生计生委)机关报《健康报》揭晓了 2016 年度十大社会关注健康新闻事件, "山东非法经营疫苗案" 位列榜首, 入选原因为 "山东非法经营疫苗案引发政策变革, 第二类疫苗纳入省级集中招采"。

一年时间过去了, 许多父母仍然对 "山东非法经营疫苗" 案记忆犹新, 他们不仅对相关报道印象深刻, 而且影响了对疫苗接种的信心, 据部分媒体后续追踪报道称, 从 2016 年下半年开始, 二类疫苗市场萎缩过半, 接种率达到历史最低。"山东非法经营疫苗案" 更是得到了国家领导人的高度重视, 李克强总理公开表态: "疫苗安全是不可触碰的红线。" 国务院不仅修改了《疫苗流通和预防接种管理条例》, 而且给予 357 名公职人员不同程度的行政处分。

值得关注并反思的关键事实是, 就在李克强总理做出处分决定的同时, 他针对事件也表示: "世界卫生组织经过科学论证认为, 不正确储存或过期的疫苗几乎不会引起毒性反应, 因此本事件的疫苗安全风险非常低。但相关部门必须要确立这样一种意识: '风险低' 不等于 '完全没有风险'。" 因此总理说: "必须依法 '铁腕' 打击犯罪行为, 对相关失职、渎职行为严肃问责, 绝不姑息!"

尽管山东疫苗案引起了巨大的社会反响、导致了政策修订, 并引发了公众对于接种疫苗的犹豫和担忧, 甚至是抵制, 但事实上, 我国没有儿童因为接种涉案疫苗而死亡或者残疾，就连总理都坦陈"疫苗安全风险非常低"。

那么，问题究竟出在哪里？为何被公认为是预防疾病最经济、最有效的疫苗，却不受到家长和公众的认可？为何没有一名儿童死亡或残疾的"风险低"的事情，舆论却持续热议两三个月之久，甚至总理都要亲自发言表态，并处理 357 名公职干部？疫苗接种真的遭遇了媒体的"妖魔化"吗？科学的危机与媒体的呈现之间到底有没有关联？

谁是"双刃剑"的舞者？

当疫苗接种与媒体报道愈发紧密地联系在一起的时候，我们听到在很多场合卫生官员或者疾病控制（简称疾控）工作者会说，"媒体是把双刃剑"。此话的意思是，一方面，媒体具有正能量，通过健康科普和新闻传播，促进公众对相关知识的了解，并采取接种疫苗的行为；另一方面，媒体也具有杀伤力，当出现热点舆情事件时，如不加强舆论引导和新闻宣传，媒体会炒作甚至误报，就会导致公众对疫苗失去信任、接种率大幅下降。但媒体，真的是那把"双刃剑"吗？

教科书中对媒体的标准定义是，媒体是传播信息的中介、平台或者载体。乍听起来，似乎很是那么回事儿。但细想一下仍然有说不通的地方，桌子是个中介、平台或者载体吧？当把一杯水从桌子的这头传送到那头，水的性质不会改变。而媒体绝不仅仅是客观存在的中介、平台或者载体，它不是信息忠实的搬运工，不是任何工具性的存在，它是具有强大的主观能动性的组织。媒体是由共同追求的人组成的组织机构，不同的媒体秉持的目的、价值观和方法论各有不同。媒体，恐怕不是那把剑而是那个舞剑的人。

疫苗报道，媒体永远在做选择题

如果明确了媒体的主观能动性，就可以如此理解媒体的工作——永远在做选择题。简而言之，媒体对新闻的呈现，无外乎是两道选择题的结果。

选择题一：是否报道。大千世界纷繁事，媒体不可能一一尽录。媒体会根据其对事实新闻价值的判断，来决定是否报道给受众。所谓新闻价值，也就是重要性、贴近性、显著性、时效性等的判断，都有着深深的主观权衡之烙印。对某些事实予以报道，对某些事实予以忽略，这个选择的过程是媒体工作的第一道关，专业术语叫作"选题"。

关于这道选择题，最经典的历史公案当属普利策新闻奖获得者、南非摄影家凯文·卡特拍摄那幅经典的获奖照片时面临的选择困境（图1）：20世纪90年代初某次采访活动时，就在离凯文10米远的地方，一个骨瘦嶙峋的非洲孩子在秃鹫的虎视眈眈下，挣扎在死亡的边缘。如果他当时拍摄了这幅照片并传播出去，可能会使成千上万的非洲孩子的境遇备受关注、继而得到帮助；但如果他选择不拍摄这幅照片，他就有机会一个箭步冲过去救下这个可怜的孩子。最后，凯文选择了前者，并引发了美国赴非洲开展公益慈善活动的潮流。这幅照片也因此获得普利策新闻奖，这是国际新闻界给予记者的最高荣耀。然而次年，凯文却被发现死在他的小汽车内，他自杀身亡，因为他脑海中始终无法忘怀那个被秃鹫吞食的孩子的眼神，噩梦和自责缠绕着凯文，并结束了他年仅33岁的生命。

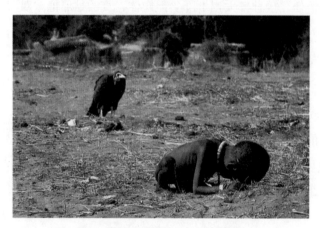

图1　媒体选择题之一：是否报道

在疫苗相关报道上，媒体就面临着这样的抉择——是否报道？以2013年末2014年初的乙肝疫苗风波为例，12月的某一天，湖南当地的3名婴儿在接种疫苗后突然死亡。家长哭天抢地地找到媒体希望媒体报道此事。但在死亡鉴定结果未出之前，不能得出婴儿死亡一定是疫苗接种导致的因果关系。这时选择题出现了：要不要报道？如果报道了，可能会提醒更多的家长注意接种安全，可如果最终死亡鉴定显示婴儿死亡与疫苗接种无关，由于报道而引发的恐慌又该如何收场？但是如果不报道，万一疫苗真的出现问题，就失去了关注这一话题最佳的时效期。同样，其他省份的媒体也在抉择，湖南的孩子死了，我们要不要找找本地是否有相同个案，引起家长重视？如果不找，万一是全国普遍性的安全问题，会不会就错失了这次报道机遇？死亡鉴定和专业结论出炉总是需要一段时间的，然而新闻的生命力和鲜活度却稍纵即逝，这之间的时间差就变成了媒体选择时无法避开的难题。

选择题二：如何报道。选择报道这个新闻事件后，接下来面临的就是如何报道。同样的一个新闻事件，用不同的方式呈现、不同的角度观察、不同的措辞表述，就会导致截然不同的报道效果。媒体不仅仅要选择报道什么，更要选择从什么角度和以什么方式报道，这是媒体工作的第二道关卡，这颇类似照相的取景。比如国庆期间，当你走到天安门广场，并举起照相机，当然可以拍摄下花团锦簇、人头攒动、喜气洋洋的欢快场面，但如果你把相机对准广场角落里的一个垃圾桶，很有可能，你拍摄下的是污水横流、臭气熏天、脏乱无序的场面。照相称之为"取景"，媒体这个选择的过程，也被称之为"框架"。

关于这道选择题，也可以举例说明。图2由三张新闻照片组成，一张来自于美国媒体，一张来自于伊斯兰媒体，一张来自于互联网。你能猜到左、中、右的照片对应着哪个吗？

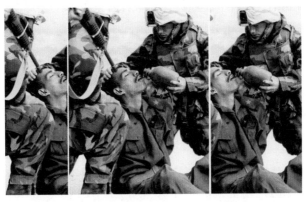

图2　媒体选择题之二：如何报道

是的，右边的新闻图片来自美国媒体，在这个框架的新闻事实中，美国大兵的形象是仁慈善良的，他们捕获伊拉克战俘后第一时间给他喂水，自然而然地，没有到战场的美国民众看了这样的新闻照片后，会油然而生对美国大兵的热爱，进而支持国防增员、支持军队开支、支持美国在全世界开展"人道主义"战争。左边的新闻图片则来自伊斯兰媒体，在这个不同框架的新闻事实中，美国大兵的形象则是暴戾残忍的，他们捕获奄奄一息的伊拉克战俘，第一时间就要枪毙他；没有亲历战争的人们看了这样的新闻照片后，会产生仇恨的心理，会想尽一切办法把美国大兵赶出境内、保卫自己的同胞。但事实上，如果我们把框架放大，会发现真实发生的事情是如中间图片所揭示的，既有大兵给战俘喂水，也有人拿枪抵着他的脑袋。

真实的世界往往不是非黑即白、二元对立、爱恨分明的，而是复杂的、多元的、灰色的。出于各种因素的影响，比如记者个人的经历、遭遇、身份、宗教信仰，媒体的政治立场、经济压力，社会的普遍心理和意识形态等，不同的媒体很有可能剪辑和框架出截然不同的新闻事实，尽管都在讲述同一个对象、同一个事件。而且，实际工作中媒体往往倾向于选择剪辑一个简单的、冲突的、情绪激烈的新闻事实，因为那样的新闻事实更容易被读者和观众点击和记忆。

在疫苗相关报道上，媒体也总在面临这样一道选择题——把我的取景框放在哪里？以《南方都市报》（以下简称《南都》）的《疫苗之殇》为例。2013 年 6 月，《南都》推出了重磅策划报道《疫苗之殇》，用 16 个版面、27 000 字文稿和 2 部视频，讲述了 26 个与疫苗有关的案例，堪称媒介融合背景下深度报道的创新范本。那么，《南都》把取景框放在了哪里？

该篇报道开宗明义："据统计，中国每年疫苗预防接种达 10 亿剂次。这是个惊人的数字，即使按照中国疾病预防控制中心（简称中国疾控中心）主任王宇公布的疫苗不良反应概率是百万分之一到百万分之二，那也意味着每年要有超过 1000 个孩子患上各种疫苗后遗症，留下终身残疾。从公共卫生的角度来看，也许这个数字微不足道，但对于每个不幸的家庭而言，却是百分之百的苦难。南都记者历时三年，采访记录了其中的近 50 个家庭。疫苗本身的特性决定了目前不存在百分之百安全的疫苗，但关注这些不幸的孩子与家庭，不仅是要普及有关疫苗的风险常识，也希望促成一种常规的救助与补偿机制，同时警醒敦促疫苗相关立法的完善，以及产业链的进一步规范。"

也就是说，我国每年疫苗预防接种 10 亿剂次，上亿的孩子由于疫苗的接种而保障了健康，孩子愉快成长，家庭幸福安康。然而，由于个体差异，疫苗接种难以避免不良反应。尽管我国计划免疫事业不断进步、疫苗科技成果不断推陈出新，但仍然有百万分之一到百万分之二的不良反应率和千万分之一二的严重不良反应率。而当这"之一"或"之二"不幸落到某个孩子、某个家庭身上，确实是百分之百的苦难，孩子濒临死亡，家庭分崩离析。于是，《南都》把取景框放在了这些"之一"和"之二"上，其找到的所有孩子，都是地方疾控中心经过权威诊断后判定为疫苗不良反应的孩子，他们的故事和悲剧是真实存在的，并没有造假或无中生有。可当这些孩子的凄惨故事被捕捉和放大后，却成为我国计划免疫事业不能承受之重，使得计划免疫事业取得的整体成绩都蒙上了阴影。

以下便是 26 个故事中的一个，关于 16 岁女孩张文的故事。没有人能不为这些故事和故事中的孩子动容。

16 岁的张文是家里唯一的孩子，"多才多艺，身上有种男孩子似的好胜心和好奇心，玩滑板，学美声，打架子鼓，个个玩得漂亮。几年时间，就把架子鼓打到了最高级十级，自信，一心想考艺术专业"。

2009 年 10 月，张文跟着母亲去荆门市疾控中心注射了麻疹疫苗。一个星期后开始咳嗽，流鼻涕，家人觉得是感冒。又过了几天，张文突然觉得腰背很痛，而且痛感越发强烈。那时父亲张德云在宜昌做生意，妻子说："你快回来吧，感觉不太对劲。"随后张文就出现了排尿困难，住进了医院的 ICU①。

张德云去疾控中心反映情况，一开始对方还想否认，军人出身的张德云拍了桌子，直挺挺地站在那里，剑眉倒竖，怒眼圆睁，把他们吓到了。但张德云当时的精力还不在这上面，女儿瘫痪了，一直说浑身疼痛，"就像在穿烧红的铁鞋"，每天生不如死，几次求父母放弃治疗。

---

① ICU：intensive care unit，重症监护室。

三个月后，孩子的病情才逐渐稳定，一边做康复一边进高压氧舱，一点一点重新学习站立和走路。荆门市疾控中心的鉴定报告也下来了：接种麻疹减毒活疫苗导致急性播散性脑脊髓炎的可能性大。

　　事虽至此，厄运仍未远离。2010 年 10 月份，孩子又突然瘫痪，视力只剩下 0.1，几乎瞎了。张德云跟医生说："我不怕花钱，我只想要女儿。"而疾控中心的赔偿却在一年之后才姗姗而来，35 万，还不到他们花费的零头。但张德云在意的是女儿，她出院后一直身体虚弱，不能劳神费心。张德云特意向学校申请允许女儿每天上午不上课。而那架子鼓早已被堆在阴暗的地下室，任由灰尘覆盖。

　　这些故事不仅仅在 2013 年让人们声泪俱下，甚至于在 2016 年的"山东非法经营疫苗案"中，《疫苗之殇》又被旧闻新炒，该文章能够在微信朋友圈中刷屏，恰恰是因为击中了人们心中最脆弱的那个点。于是从客观上讲，《疫苗之殇》的系列故事填补了山东非法经营疫苗案中没有"受害者"的空白，"坐实"了人们对于脱离冷链疫苗的安全性的担忧，成为某教授称涉案疫苗"这是在杀人"的"证据"。

疫苗接种与媒体报道存在天然冲突

　　媒体有强大的主观能动性，媒体总在做是否报道和如何报道的选择题。那么，我们可能让媒体的选择越来越符合科学家和卫生疾控官员的想法吗？

　　答案恐怕是悲观的，至少现在看来是这样。

　　常言道，"屁股决定脑袋"。遗憾的是，从现状来看，疫苗接种与媒体报道存在天然冲突（图 3）。冲突体现在：

　　媒体报道追求感性，而疫苗接种关乎理性。媒体报道的疫苗故事，煽情动人、直击内心。然而疫苗接种，展示的是科学技术的进步和理性主义的胜利，自疫苗发明之后，拯救了无数的生命，控制了肆虐的疫情。

　　媒体报道聚焦个案，而疫苗接种强调整体。我国计划免疫事业取得突出成就，消灭了天花，控制了脊髓灰质炎，避免了上亿人感染乙肝病毒，大大提高了人均可期寿命，并得到世界卫生组织和全球疾病预防工作者的赞誉。然而，媒体并不关心这种宏大的叙事，它们找到的是一个个鲜活的由于疫苗不良反应导致的或残疾或死亡的生命，个体的故事虽然渺小，但却与每个普通家庭联系更紧密，更能震撼心灵、产生冲击。

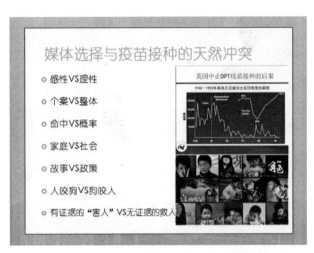

图 3　疫苗接种与媒体报道之间的天然冲突

　　媒体报道关心命中，而疫苗接种以概率说话。于是，那个总走在两条平行线上的对话一遍又一遍地上演：科学家们说，疫苗接种严重不良反应率已经成功下降到了千万分之一，疫苗越来越安全；媒体却说，无论是千万分之一还是万万分之一，只要还有"之一"，无论落到哪一个家庭，就是百分之一百的苦难。

　　媒体报道以微观家庭为观察单位，疫苗接种却以宏观社会为出发点。遥想当年，明清时期天花肆虐，造成大量人口死亡，甚至对清初的施政都产生了影响。据《清宫档案揭秘》记载，清朝入关后的十位皇帝中，顺治、同治直接死于天花，康熙与咸丰虽然侥幸从天花的魔爪下捡回性命，但是脸上却留下了麻子。足以见得，当"牛痘术"被发明后，人类通过疫苗消灭天花是多么突出的科技成就！

　　然而，这些推动社会进步的历史早已被尘封，我们几乎不见媒体以社会作为单位予以报道，讲述历史、描述进步，更多见的，是关于家庭如何因疫苗"受害"的故事。比如乙肝疫苗风波中，某媒体报道一男婴接种了乙肝疫苗后死亡，媒体煽情地说，"从第一声呱呱坠地到打完疫苗后宣布死亡，这个在深圳市龙岗区南湾人民医院出生的男婴只经历了他人生中短短的 74 分钟"。（图 4）接下来，媒体更是动情地称，"母亲的指纹和孩子的脚纹是现在他们剩下的唯一联系了"，营造出一种无法言说的苦痛感。但事实上，男婴的真正死因报告尚未出炉，他的死亡与疫苗接种之间只是存在时间前后的巧合罢了。

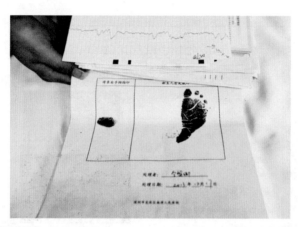

图 4　乙肝疫苗风波中，深圳某婴儿出生后 74 分钟死亡，媒体称"母亲的指纹和孩子的脚纹是现在他们剩下的唯一联系了"

最关键的是，媒体往往拿出的是"有证据的害人"，而疫苗接种却是"无证据的救人"，这是疫苗接种的性质所决定的。作为预防疾病最经济有效的手段，疫苗接种的对象是健康的人，通过给其注射灭活或者减毒的病毒，诱发健康的肌体产生对应的抗体，当真正的病毒来袭，人体就会识别它，进而吞噬这些病毒，而这一切悄悄地在人体内部发生，从表面几乎看不出什么变化。疫苗接种是否真正保护了孩子的健康，既看不到也无法验证，疫苗变成了"无证据的救人"。可是，若真发生了疫苗不良反应，孩子无论出现发热、出疹、瘙痒，甚至死亡，却是真实可以被家长感知和看到的，这时疫苗似乎就成了"有证据地害人"。这一点，与医院看病有所不同，尽管医患关系紧张，但如果医生治好了，家属始终是感激的；但是，在孩子越来越"金贵"的当下，一个健康的孩子接种了疫苗后，没有任何家长会感激接种的医生，甚至孩子接种了疫苗之后回家有些哭闹和不适，家长就会咒骂接种的医生或药厂，若是孩子发生了更严重的反应，家长更是马上产生疫苗害人的联想，甚至去找媒体报道曝光。

归根结底，疫苗接种与媒体报道之间的冲突，前者是件"狗咬人"的事儿，而后者是件总在找寻"人咬狗"的事儿。简而言之，疫苗接种预防疾病，是科学事实，是正常的事情，因此无论是媒体还是公众，都对疫苗接种习以为常。然而，媒体的秉性如此，并不是去报道"狗咬人"的正常事儿，而是去找寻那些反常的、离奇的、轰动的、有眼球效应的"人咬狗"的事情，所以疫苗接种没有保护孩子，反而导致了孩童的死亡，这就是具有戏剧张力的最佳报道素材了。

遗憾的是，随着媒体市场化的加剧，这种找寻"人咬狗"的倾向愈发明显。当前除了很少数的党报党刊（具有事业单位属性的媒体），绝大多数的媒体都已经改制或者正在改制为商业企业，尽管它们依然受到政府的监管和引导，但是企业的本质是不可能消除逐利本性的。无论媒体的定位是清高的还是低俗的，是精英的还是大众的，赚钱总归是必须的。

那么，媒体又是如何赚钱的呢？媒介经济学理论告诉我们，媒体是靠"二次售卖"谋利，简单地说，就是"羊毛出在狗身上"。媒体（无论是报纸、电视台还是新媒体）卖给消费者新闻或者其他信息产品时，总是廉价的，甚至是白给的，比如几乎人人使用微信，迄今从来没有要求付费，报纸1元一份甚至价钱更低，但其实成本至少是5块钱。看起来似乎是消费者占了便宜，但事实上，媒体根本不指望从消费者兜儿里掏钱，也就是羊毛并不出在羊身上。媒体的目的，是通过贱卖给消费者产品获得广泛的收视率、点击率及发行率，然后媒体经营者就会攥着这些"率"，也就是足够多的眼球跟广告商议价——"你看，我这儿可有大量的等待挨宰的羊羔啊，你能给我多少广告费呢？"不难理解，基于这样的赚钱模式，媒体的最大动机就是提供人们喜欢的信息产品，消费者的眼球聚拢得越多，潜在的客户就越可能埋单。所以，你喜欢看什么，媒体自然就爱报道什么。

综上所述，当卫生官员们抱怨，为何媒体不报道计划免疫事业取得的突出成绩；当科学家们生气，为何媒体总关注那些不良反应的个案，甚至混淆因果逻辑，无中生有疫苗所谓"受害者"之时，恐怕是对媒体的本质不甚了解。关于疫苗，媒体的选择是具有强大主观能动性的，遵循的是媒体的逻辑，一个基于商业的也混杂着新闻专业主义和人性情怀的感性选择。还是那句话，屁股决定脑袋，卫生官员、疫苗科学家和媒体的出发点或许根本是不同的。

于是，关于疫苗接种，现实被撕裂了。一方面是高大上的科学进步史和恢宏叙事的公共卫生成绩；另一方面是无法消除的那些"之一"或者"之二"的受害个体，以及媒体对找寻这些凄惨故事的执着和公众对这些故事的敏感，这两方面都是真实存在的客观现实，只不过，是看你把取景框放在哪里了。

当科学遭遇危机，我们应该怎么办？

疫苗接种与媒体报道存在天然冲突，这个悲观的陈述是否意味着我们只能坐以待毙，任凭疫苗这个 20 世纪最重大的医学发明被媒体报道和公众误解一次次地伤害？答案，当然是否定的。

首先，必须正视的是，科学陷入危机是后工业社会的趋势和必然。这里并非卖弄什么后现代哲学，而是必须坦诚地指出，自启蒙运动后，科学和理性成为高扬的大旗，甚至成为推动人类历史进步的唯一利器。诚然，他们的确导致了生产力的提升、人类社会的进步，但是当科学和理性取代了宗教成为人们追求的信仰之后，也不可避免地带来了异化的一面。人们相信科学技术可以解决一切问题，于是笃定人定胜天、无限制地改造自然，社会分工越来越精细化、标准化和绩效化，整体取代了差异，肯定取代了否定，金钱逻辑至上，结果导致了如环境污染、气候变化、核武器竞争、全球南北差距增大等一系列问题。于是第二次世界大战之后，从哲学界开始，逐渐广泛蔓延开的，是全世界对于工具理性至上导致人道主义灾难的集体反思。人们开始强调价值理性，而非单纯的工具理性；人们不再终日迷信科学，而开始敬畏自然、承认风险；人文学科再次活跃，沟通理性被更多推崇。从这个维度上理解，当疫苗陷入危机后，引发科学界重视人们对于疫苗接种的人性化的诉求，关注那些不可能消除的、被"恶魔抽签"抽中的个体与家庭，也当然不是件坏事。

但是，我们必须更坚定地认同，疫苗毫无疑问是人类科技发明的至宝，是全球公共健康治理必不可少的武器，是健康中国建设、维护家庭幸福、呵护孩子成长必不可缺的保障。我们在鼓励疫苗科学不断进步、攻克更多疾病——比如研制出艾滋病疫苗、抗癌疫苗的同时，更要呼吁不要因为科学无法消灭的概率而

"因噎废食"，呼吁媒体理性报道疫苗，承担社会责任、提高科学素养，呼吁公众理性看待疫苗、信任疫苗接种，保护孩子，保护未来，筑起人群防疫的免疫屏障。

当然，仅仅呼吁，是远远不够的。这些呼吁，恐怕从十年前的"安徽泗县甲肝疫苗事件"起，就不绝于科学界和公共卫生界。然而效果如何呢？恐怕差强人意。究其原因，其实也并不难理解：呼吁媒体理性，可是经营的压力放在那里，媒体总是会倾向于报道不一样的疫苗悲剧故事；呼吁公众理性，也始终缺乏可操作性，因为人们再理性看待疫苗，也终归会产生"邻避效应"。也就是说，当不涉及我的孩子，我可以呼吁其他人都理性，但是当我的孩子要接种疫苗时，我依然会受到媒体报道和既往发生的疫苗热点事件刻板印象的影响——在个体抉择的时候，多是感性胜过理性的，思忖良多、有如惊弓之鸟。

那么，这个问题就无解了吗？未必。对此，我们倡导一种倾听的艺术、关于风险的沟通以及人本主义而非科学主义的话语策略。

第一个关键词是倾听。既然媒体有其自洽的逻辑，公众也有其合乎情理的担忧，这些不可能被消除，那么倾听就成为一种必须。抱怨媒体炒作或者公众不理性，结果很可能是彻底关上了对话与沟通的大门，对立和矛盾不断加剧，对解决问题于事无补。

倾听是一门艺术。首先，俯身倾听，是一种友好和平等的姿态，用非语言传递关心与重视，是敲开媒体与公众心灵之门的前提；其次，倾听也是一种心理治疗的过程，无论是接种医生倾听家长的疑惑、唠叨与焦躁，还是科学界倾听媒体对疫苗报道的需求、困惑和思考，其实都是一种安抚和慰藉，可以让家长宣泄情绪，让媒体释放压力，就如同夫妻吵架，如果能容对方叨念十分钟，也许对方火就下了一大半，架也就吵不起来了；更重要的是，倾听是收集信息和有效沟通的必须，只有更多地了解公众到底担心些什么、想了解些什么，媒体到底为什么报道这个、不报道那个，才可能真正找到引导媒体和加强公众信任的途径。

第二个关键词是风险沟通。风险沟通是个体、群体以及机构之间交换与风险有关的信息和看法的相互作用过程，这一过程涉及多方面的风险性质及其相关信息，它不仅直接传递有关的信息，也包括表达对风险事件的关注、意见以及相应的反映。风险沟通与新闻宣传、舆论引导的最大不同，就是强调沟通主体之间的平等关系，并不是我说你听、我宣你做，而是多轮的对话、反复的磋商和共识的形成。风险沟通理念的引入，有助于突破当前疫苗安全媒介化现实的困境。

首先，风险沟通强调风险，也就是不确定性的传播，这与疫苗接种的特点十分契合。不可否认的是，疫苗接种存在不可预知的风险，无论不良反应率是千万分之一还是亿万分之一，这个"之一"是永远不可能被消灭的。因此在疫苗相关议题上，政府或专家可以尝试不沿用在政治领域确保性的表达，而是承认风险的客观存在，承认科学的不足与无力，平时科普宣传、鼓励民众接种疫苗时不要拍胸脯地否认一切风险，出现舆情事件、舆论引导时也不试图否认任何安全隐患，希冀公众不受到任何影响。

其次，风险沟通中的"风险"，既包括客观存在的风险，更包括主观感知的风险。前者可以由科学家进行测量和评估，但是公众的风险感知必须通过倾听、调查和沟通去获得。公众对疫苗安全的风险感知常常和专家风险评估的结论不同，并掺杂对个体利益的保护和复杂的情感因素。这意味着风险沟通并不是依靠科学界单向的努力就可以解决的，而是需要关注风险主体的反应，建立起与公众的实质性对话，甚至借助大数据等工具，实现对细分人群风险感知的差异性捕捉（如"70 后"家长与"90 后"家长的风险感知就是不同的）。

最后，风险沟通强调多元利益相关主体的对话，除了媒体，专家、公众、疫苗厂商、接种医生等都是疫苗接种的利益相关主体。多元主体的引入，一方面有助于缓解科学界与媒体界的二元对立，避免把媒体报道作为影响公众行为的唯一变量去看待；另一方面，广泛的对话与沟通，也有助于多方的相互理解，毕竟包括记者在内的任何人都不可能消除主观的认识与偏见，科学界不能俯视不具备科学素养的媒体与公众，媒体和公众也做不到不带着情绪去观察和思考，因此回归到主体与主体之间的平等对话，是理解各方关切的前提，也可能是化解矛盾的那把钥匙。

第三个关键词是人本主义。人本主义话语与科学主义话语的最大差别是，前者以人为本，后者理性至上。人本主义话语体系调节的是我与你的关系，而科学主义话语体系调节的是我与它的关系。从科学主义向人本主义的过渡，实质上体现的是现代社会到后现代社会的结构性变迁（图5）。上文已大致提及，现代社会的发动引擎是启蒙运动带来的工业发展，为了生产力的进步，人们追求确定性和精准度，因而科学主义、客观主义、中立理性至上，人与自然的关系是最重要的关系，改造世界，人定胜天甚至影响到人与人的关系也变成一种"我与它"的关系，人们用实用主义的态度去衡量彼此，物质追求取代精神追求，也就是马克思所说的异化。而到了后现代社会，上述现象得到了反思，人们开始承认不确定性，也就是风险的客观存在和不可羁遏，科学主义、客观主义、中立理性渐渐被文化多元化、主观认识和对话交流等理念取代，主体间平等互动性被宣扬，人与人之间的关系又重新回到了对等的地位，从"我与它"变成了"我和你"。基于此，人本主义提倡一种感同身受、真诚以待、心灵相通的表达方式，而不是冰冷冷的告知、宣誓和定论。

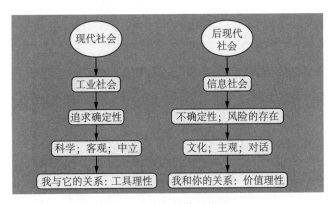

图 5　社会的结构性变迁

欣慰的是，我们看到，在基层疫苗接种的实践中，人本主义的这一理念已经越来越多地被应用。比方说，从前接种医生可能会这样说，"根据国家有关规定，公民应当配合地方政府接种疫苗，以确保麻疹不在我国传播。这次免疫是强化免疫，就是不论既往接种史如何，都要给孩子接种疫苗"。这种话语表达方式中，沟通者把政府和公民划在了截然不同的两个阵营中，一方必须配合、支持另一方的工作，否则就是违反规定的行为，而且"无论……都……"的表述显得生硬，很难获得沟通对象的情感共鸣。而现在，我们看到接种医生可能会这样说，"我像你一样，我也想要给我的孩子最好的选择和最好的保护。麻疹是一种很严重的疾病，患上麻疹的孩子会非常痛苦，甚至有生命危险。疫苗接种是保护我们的孩子不患麻疹的最好方法，我也给我的孩子接种了麻疹疫苗，并向您推荐"。在这种话语表达方式下，沟通者强调"我"与"你"的共性，用直白的语言传递出真诚的关心，强调麻疹疾病的危害，并以自己为例提出解决方案，与沟通对象建立了情感的联系。

在过去的十年中，我们看到关于疫苗的热点事件反复上演，于是那个公共卫生界的经典模型被反复地验证（图6），也就是说，随着疫苗接种率的提高，不良反应的个案就会增多，如果媒体炒作报道这些个案的悲剧故事，就会影响公众对于疫苗接种的信任，接下来接种率下降，人群缺乏免疫保护，疫情就会再度爆发，结果是科学、媒体和公众的"多输"。从甲肝疫苗事件到乙肝疫苗事件，从山西疫苗事件到山东疫苗事件，"多输"一次次地上演，令人扼腕。

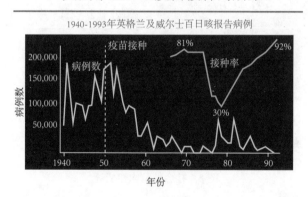

图6　以英国百白破疫苗为例说明疫苗接种与公众信任之间的关系

的确，媒体热衷报道这些疫苗"出事儿"的故事，与其说疫苗被"妖魔化"，不如说这是媒体市场化的理性选择，是媒体"框架现实"的结果，支撑这个选择的，是公众对感性故事的天然偏好，也体现了人们对食品药品安全、民生议题高敏感的现实。某种程度上，媒体选择与疫苗科学之间的矛盾难以调和。然而，与其抱怨、难过和生硬呼吁，不妨尝试理解科学和理性为何陷入了危机，重新认识沟通与对话的弥足珍贵，以风险沟通的理念和人本主义的话语弥合疫苗和我们共同受到的伤害。我们期待，关于疫苗，在科学界和媒体界的共同携手下，终将讲出一个不一样的故事。这个故事，可能并不是什么宏大叙事，可能只是一个真诚的细节和击中的瞬间。

十年反复，疫苗总是跌入同一个坑中

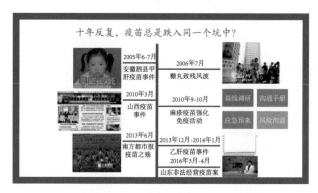

图7 十年反复，疫苗总是跌入同一个坑中

"疫苗又出事了！"

"疫苗又出事了！"这是山东非法经营疫苗案曝光后，各类微信妈妈群出现频率最高的一句话。一个"又"字，道出多少无奈的现实。

2016年3月18日，澎湃新闻刊发报道《数亿元疫苗未冷藏流入18省份 专家：这是杀人》，引爆舆论场。同日晚，腾讯将"母女贩卖数亿毒疫苗至

18省"在7亿用户使用的微信的头条新闻推送，朋友圈开始疯转，微信群广泛热议。尽管政府介入及时，李克强总理更是在3月23日晚做出批示，要求国家食品药品监督管理总局、卫生计生委、公安部要切实加强协同配合，彻查涉案疫苗的流向和使用情况，但舆论持续增温、高烧不退。4月13日，国务院常务会议举行，宣布了对山东非法经营疫苗案的初步调查结果和部分干部的处分决定，并通过《国务院关于修改〈疫苗流通和预防接种管理条例〉的决定》，表示疫苗质量安全事关人民群众尤其是少年儿童生命健康，是不可触碰的"红线"；会议同时指出，本事件的疫苗安全风险非常低——"世界卫生组织经过科学论证认为，不正确储存或过期的疫苗几乎不会引起毒性反应"。遗憾的是，常务会议后，舆论场被"处分""免职""红线"等刷屏，没有任何媒体将涉案疫苗风险低作为标题关键语，甚至这一重要信息几乎没有见诸媒体报道和微信传播。毫不意外的是，家长对疫苗安全仍旧感到担忧。半年后，媒体调查发现，二类疫苗市场萎缩过半，接种率达到历史最低。

山东非法经营疫苗案的实质，是庞氏母女不具备疫苗流通环节企业的资质而非法经营①，其违法事实毋庸置疑，但并不必然意味着涉案疫苗就是"毒疫苗"，更不意味着已经两次通过世界卫生组织认可的我国疫苗监管体系和在这一严格监管体系下生产、流通、签发、接种的疫苗普遍意义上出了大问题。换言之，这是一件涉及流通环节的违法经营案件，但并不是药品安全事件。可是，家长们却被轰轰烈烈的媒体报道所影响，加之十年来有关疫苗的风波不断，对疫苗产生了严重的、叠加的信任危机。

---

① 据新华社报道，2017年1月24日，山东省济南市中级人民法院第五审判庭对被告人庞红卫、孙琪非法经营案开庭宣判，认定被告人庞红卫犯非法经营罪判处有期徒刑15年，并处没收个人全部财产。经法院审理查明，被告人庞红卫曾因非法经营疫苗被以非法经营罪判处有期徒刑3年，缓刑5年。之后，庞红卫在未取得药品经营许可证等资质、不具备经营条件的情况下，违反国家规定，开始再次非法经营疫苗等药品。现罪与前罪刑罚并罚，决定执行有期徒刑19年，并处没收个人全部财产。

从奶粉限购令到疫苗限打令

颇值得玩味的是，受到山东非法疫苗经营案冲击的尤以国产疫苗为重，甚至网络开始悄然流行赴港接种疫苗攻略。不过，该风潮尚未成气候之前，中国香港特区政府就突然宣布"限苗令"：2016年3月底的新闻发布会上，香港卫生署称，香港政府的母婴健康院将从4月1日起，全面实施非符合资格儿童接种疫苗的配额制，每月配额是120个，有需要时甚至会全面停止不合资格人士的接种预约服务。根据中国香港卫生署网站，香港共有31间母婴健康院，意味着每间母婴健康院只有不到4个配额。

这不禁令人联想到奶粉的"限购令"。想当年，受到三鹿奶粉事件的影响，国人对国产奶粉质量感到恐慌，纷纷赴海外购买境外奶粉或者想方设法代购、海淘，香港尤其屡屡出现奶粉抢购风潮，于是香港特区从2013年3月1日起实施《2013年进出口（一般）（修订）规例》，根据该法例，离开香港的16岁以上人士每人每天不得携带总净重超过1.8千克的婴儿配方奶粉，这相当于普通的两罐900克奶粉，违例者一经定罪，最高可被罚款50万港元及监禁两年。

然而多年过去了，国产奶粉的元气依然没有恢复，民间各种境外代购盛行，哪怕是在"二孩政策"刺激下人口出生率回暖的2016年，奶粉行业却出现负增长，全年奶粉销量较2015年下滑了大约2%，与此同时，奶粉进口量继续攀升，已经突破20万吨，在2015年增幅60%的基础上又增长了近30%！

先有"限购令"，再来"限苗令"，国产疫苗，终于在十年反反复复的热议下，成功地蜕变成了国产奶粉第二了！

仔细想来，两者之间也的确可以类比。疫苗与奶粉相似，都是作用于孩子，不仅牵动着成千上万家庭敏感脆弱的神经，而且一旦出现疑似案例，都容易形成催泪弹式的人性故事，瞬间在朋友圈刷屏，并始终萦绕于父母的心间难以忘怀。

但疫苗与奶粉不同的是，疫苗一旦陷入危机，恐怕比奶粉更加难以弥合。这是因为，与食品相比较，药品尤其是作为生物制品的疫苗，风险原本就更高，我们可以通过各种手段不断提升奶粉的质量安全、严格把控，将合格率逼近百分之百，让家长们越来越放心，但是俗话说"是药三分毒"，再严格的质量监管——疫苗已经实施批签发制度了，也就是说，每一出厂批次都得通过检验后再签发到市场上流通和使用，这几乎是最严格的监管机制——也难以消除基于个体差异的不良反应概率。也就是说，在每年上亿剂次的疫苗接种率之下，不出现不良反应的个案是不可能的，总归会有所谓被"恶魔抽签"抽中的家庭和孩子。

更严峻的是，初生婴儿死亡率也是客观存在的现实，这加剧了疫苗安全的复杂性。根据国家卫计委刚刚披露的数字，2016 年全国孕产妇死亡率下降到 19.9/10 万，婴儿死亡率、5 岁以下儿童死亡率分别下降到 0.75% 和 1.02%。这个数据意味着什么呢？仅从 2016 年来看，全年我国新生儿分娩数为 1846 万，两个数字相乘得到全年有大约 138 450 名婴幼儿死亡，每天也有大约 380 名初生婴儿死亡。由于我国实施免疫规划政策，尤其是为了遏制乙肝的流行（我国曾经是乙肝大国，目前仍然有 9000 万病毒携带者），政策规定初生婴儿 24 小时内接种第一针乙肝疫苗。于是，一个说法似乎总是存在：那就是每天有 380 名初生婴儿接种了乙肝疫苗后死亡！这只是碰巧的时间先后顺序，但这 380 个孩子及其家庭的故事，哪个被拿出来报道不是一颗十足的催泪炸弹呢？所以，恐怕，疫苗的故事比奶粉的故事更加曲折，也更加棘手。

疫苗十年危机，媒体雷同剧本

疫苗陷入舆论危机，山东非法经营疫苗案并不是第一次，也恐怕很难是最后一次。

2005 年，媒体热议安徽泗县甲肝疫苗事件，以央视《经济半小时》为代表的各路央媒、商媒连篇累牍报道一名 6 岁女童之死，反复呈现其家属痛哭的画面以及两百余名孩子接种了甲肝疫苗后出现所谓集体不良反应，造成社会恐慌，导致甲肝疫苗接种率的显著下降，尽管最终卫生部将事件定性为"违规集体接种甲肝疫苗引起的群体性心因性反应"，暗示疫苗质量没有问题，但过于专业的术语和相对模糊的措辞，使得公众的记忆仍然停留在"夺命疫苗"的媒体故事中。

2010 年，同样在"两会"后，山西疫苗事件暴发，记者刊发长篇报道《山西疫苗乱象调查：数百儿童或死或残》，披露原山西省疾控中心主任栗文元贪腐、擅自经营疫苗流通企业，并垄断山西疫苗市场。彼时，山西省卫生厅是舆论引导和应急处置的主体，然而卫生厅发言人在新闻发布会上面对记者连珠炮的提问准备不足、一时语塞，让记者"请礼貌点"的说辞成为引爆舆论场的次生灾害，媒体纷纷拍砖新闻发言人，舆情在戏剧化的喧嚣中达到高潮，继而不了了之。相关部门没有解释清楚个别官员贪腐与整体疫苗安全之间没有直接关联，乃至于当年 10 月原计划开展的麻疹疫苗强化免疫活动受到严重冲击，"麻疹疫苗是烈性毒药"的短信疯传、家长纷纷抵制接种疫苗，时任卫生部新闻发言人坦言："疫苗产生了信任危机，对我国计划免疫事业造成严重影响。"

2013 年末至 2014 年初，关于乙肝疫苗事件的流言再次甚嚣尘上。与上两次不同，此次事件发生在大部制改革后，因而应对主体变成了两个部委：国家食品药品监督管理总局和卫生计生委，自此，相关部门的配合成为影响疫苗危机处置和舆论引导的一个关键因素，并在山东疫苗案中尤为明显，还将公安司法部门牵扯其中。但与之前相同的是，此次的乙肝疫苗事件依然出自媒体爆料，先是湖南经视报道 3 名婴儿接种了疫苗后死亡，再是广东媒体炒作"深圳一个男孩接种疫苗后死亡、仅存活 74 分钟"引发集中关注。最终，尽管政府通报这些孩子死于偶合，也就是正好在患有其他疾病时接种了疫苗，但是无法挽回的是涉事企业康泰数亿元的损失和国产疫苗行业受到严重打击，以及乙肝疫苗接种率下降 30% 以上的后续影响。

除上述几次全国性的疫苗舆情风波之外，局部性的疫苗相关舆情事件也接连不断，如"糖丸致残风波"（2006 年）、《南方都市报》报道《疫苗之殇》（2012年）、"兰菌净疫苗身份之谜"（2015 年），由于舆论关注度转移很快，绝大多数的疫苗舆情事件都是开始轰轰烈烈、结尾不了了之，于是公众难以记住最终政府权威的结论，记住的都是媒体报道的"一个个天真烂漫的孩子打过疫苗后的可怜境遇"。

十年来，媒体在炮制疫苗热议事件时无外乎有两个"法宝"：一是用时间的先后顺序偷换真正的因果逻辑，在政府权威结论未出之前盖棺定论称疫苗有

"罪"。孩子接种疫苗后死亡，这仅仅意味着时间的先后顺序，但并不一定意味着因果关联，为了明确孩子的真正死因，是需要成立联合调查组，经过科学严谨的程序，才能最终认定的。卫生部配合《疫苗流通和预防接种管理条例》组织制订的《预防接种工作规范》中已明确指出，"与预防接种异常反应相关的诊断，应由县级以上预防接种异常反应诊断小组做出。任何医疗单位或个人均不得做出预防接种异常反应诊断"。换言之，从法律的角度而言，在疑似异常反应并未经权威专家组诊断之前，媒体，包括独立的专家个人（如山东非法经营疫苗案中，称"这是在杀人"的北大教授），是无权对疫苗安全性以及接种儿童是否因为疫苗而致残（死）做出判定的。

第二个操作策略就是用个体的凄悲故事消解整体的计划免疫事业的成绩。由于包括疫苗在内的药品存在不良反应（side effect，直译应是副作用或者伴随反应更为合理）是有科学概率的，按照2015年我国5.19亿剂次的疫苗接种频次和中国疾控中心披露的低于1.97/10万剂次的异常反应发生率，媒体总可能找到疫苗的"受害者"，而他或她的家庭也一定是不幸的。于是，市场环境下以眼球经济作为商业模式的媒体，在报道疫苗时的选择与疫苗接种本身就存在天然的、难以调和的冲突：媒体报道感性与预防接种理性；媒体报道强调个案、预防接种强调整体；媒体在乎的是命中，"十万分之一"的"之一"落到任何一个家庭就是"百分之百的命中""恶魔抽签"，预防接种强调的是概率，而概率只能降低，不可能消除；媒体炒作故事，预防接种强调政策；媒体似乎总能找到疫苗"有证据的害人"，孩子活蹦乱跳地接种了疫苗，却病了、死了，但预防接种却是"无证据的救人"，因为活蹦乱跳的孩子接种了疫苗还是生龙活虎，反应发生在肌体内部，从表面上无法看出。某种意义上而言，上述这些不可调和的矛盾就决定了关于疫苗的炒作恐怕以后还会不断出现，更何况其与千家万户有关，疫苗话题的贴近性，使之总能挑起家长们敏感脆弱的神经，集中的舆情关注、持续的舆情波折，又是市场化的媒体环境最乐于见到的。

十年来，尽管媒体炒作和报道操作的方式单一、老套，但是非常容易引起家长的关注。究其原因，一方面公众的科学素养始终不足，对媒体报道容易偏听偏信，根据国家有关部门公布的调查结果，2015年中国居民健康素养水平仅为 10.25%，也就是说 10 个中国人中仅有 1 个具备最起码的健康素养；另一方面，相关部门的科普工作力度不足、资源不够、效果不强，始终未能解释清楚不合格疫苗、非法疫苗、高温疫苗之间的差别，疑似不良反应、接种实施差错、群体性心因性反应又是什么情况，加之疫苗多少带有"强制"接种的色彩，家长在信息不对称和对孩子安全敏感的情况下，对媒体炒作听之信之，很容易产生恐慌和抵触情绪，导致接种率的下降。

在经过十年的发酵之后，疫苗已无奈地陷入塔西佗陷阱：政府引导愈发被动，似乎总也扭转不了公众对于疫苗的不信任情绪；每当发生新的疫苗事件，原来疫苗事件留下的集体记忆就会被唤醒，于是又加重了对疫苗安全的刻板成见。

危及疫情防控，折射医改难题

从公共健康与疾病防控的角度而言，我国的疫苗安全被反复炒作、家长信任度降低，将导致的严重后果是，我们无法通过预防接种形成免疫屏障，疫情就会局部爆发甚至全面爆发，到时为之埋单的仍是政府的公共财政，是感染疫情的家庭和孩子。事实也的确如此。2005 年甲肝疫苗事件后，我国甲肝疫苗接种率下降、发病率就一路走高；20 世纪 70 年代发生在英国的百日咳疫苗风波，媒体报道炒作之后由于怀疑疫苗接种可能导致神经系统疾病，全欧洲的百日咳疫苗接种率下降，也导致百日咳疫情反弹。

2013 年乙肝疫苗事件爆发后，我国的疾控工作者们在《中国疫苗与免疫》期刊上陆续发表了事件发生后网络调查、电话调查、问卷调查、实地调查的论文，并和世界卫生组织相关官员联合在《国际流行病学》（*International Journal of Epidemiology*）发表英文论文，披露乙肝疫苗接种率甚至在乙肝病毒携带者（阳性）孕妇中都下降了 6%，即使预防接种被公认是阻断母婴传染病毒的重要途径，但这一结果令全世界公共卫生及疾病控制（后文简称公卫疾控）工作者扼腕痛惜。这些论文集中指出：①公众明显受到了媒体报道乙肝疫苗事件的影响，没有听说乙肝疫苗事件的家长比听说该事件的家长，对疫苗更加信任、接种意愿更高；

②人口学特征在影响疫苗接种方面也有影响，高学历、大城市的家长尤其容易受到疫苗媒体报道的影响；③由于媒体炒作，导致公众信心受到打击，因此应加强对媒体的舆论引导和对公众的科普宣传，并持续监测公众预防接种信任度，提高家长接种意愿。一项追踪性研究发现，一年后乙肝疫苗事件的影响也并未完全消除，50%的受访者关注过后续报道，13.4%的受访者仍然坚持认为儿童死亡与乙肝疫苗接种有关，接种犹豫的比例仍然高达60.7%。正因对2013—2014年的乙肝疫苗事件记忆犹新、扼腕痛惜，在2016年的山东非法经营疫苗案中，世界卫生组织甚至走到前台来积极引导，召开多次新闻发布会，并在官方微博中不断为涉案疫苗的安全风险澄清。可惜的是，这些努力杯水车薪，山东非法经营疫苗案，还是毫无悬念地再次把疫苗拉入了"坑"里。

除了危及疫情防控之外，从我国免疫规划事业和疫苗采购供应模式来看，疫苗还有其非常显著的特殊性，我国是为数不多的由政府统一出资为儿童提供接种服务的国家之一，某种意义上，疫苗是依然保留的、带有计划经济色彩的公共产品，是中国特色的体现。我国从1978年开始实施儿童计划免疫①，并取得了突出成绩，通过国家统一规划和财政支出，不仅消灭了天花，而且成功实现了无脊髓灰质炎状态；2008年实施了扩大免疫计划之后，纳入国家免疫规划的一类疫苗（即政府埋单）可预防乙型肝炎、结核病、脊髓灰质炎、百日咳、白喉、破伤风、麻疹、甲型肝炎、流行性脑脊髓膜炎、流行性乙型脑炎、风疹、流行性腮腺炎、流行性出血热、炭疽和钩端螺旋体病等15种传染病；新生儿24小时内接种乙肝疫苗的策略，也使得我国成功摘掉了"乙肝大国"的帽子，并得到世界卫生组织的高度认可。

因此，疫苗遭到炒作，国产疫苗质量不受信任，不仅危及公共疫情的防控，也危及免疫规划事业的发展，甚至危及关于政府在公共健康和深化医改中的角色问题。进而言之，如果说山东疫苗案暴露出什么问题，最突出的其实是在深化医改的过程中，是由政府主导还是市场主导的问题，而绝不仅仅是舆情引导的问题。目前，除了政府埋单的一类疫苗之外，由家长自主选择购买并接种的是二类疫苗，

① 20世纪90年代中后期，为了与国际接轨，计划免疫被改成了免疫规划，但整个工作依然被习惯性称为计划免疫，作者注。

这似乎是在"计划经济"和"市场经济"两种模式中找到了结合点，但问题的症结在于，由于各地财政经费有限，除了国家级疾控部门之外，部分地区疾控部门很难实现政府全额拨款、需要部分经费自筹，于是这些地区疾控部门创收、给人员发绩效工资的经费来源主要就是二类疫苗的采购和销售，因此屡屡出现问题、形成权力寻租，也就不难理解。

这一情况颇有些类似于公立医院的"以药养医困局"，在医疗市场化改革开启后，政府不再给公立医院全额拨款，医院为了提高人员的积极性和工资待遇，逐步将药品销售与工资挂钩，于是医生越来越倾向于开大处方，甚至后来形成了药企和医药代表直接给开药医生塞红包的现象。然而，医生获得的看病挂号费用却多年来停留在几块钱的水平，带有计划经济"大锅饭"的痕迹，于是有些医生看病的态度越来越差、抱怨越来越多，老百姓也习惯了看病主要掏药钱而不是看病钱的消费习惯，因此才会发生2015年重庆新医改十天即流产的情况，当地取消以药养医后，拟提高看病挂号费用，结果爆发了病患群体抗议事件，只得仓促宣布回到原状。深化公立医院改革的难题是，取消以药养医的话，医务工作者不满意；提高看病费用的话，老百姓又不满意；政府之手与市场之手并没有很好地配合起来，反而是市场之手一步步蚕食、劣币驱逐良币，甚至改变了医院和医生从医的价值观和职业理想观，公立医院改革举步维艰。

同样，疫苗困局颇为类似。姑且不说政府能不能将全国疾控系统都变成全额拨款单位，就算可能，少了弹性制的绩效奖励，人员积极性就会降低，近年来疾控工作者外流到疫苗企业的趋势就会更加明显，导致整个疾控体系人员素质和防疫能力的整体下降；但如果继续按照一类疫苗和二类疫苗的双轨方式管理，基层疾控部门就仍然可能在二类疫苗处寻租，且人员对一类疫苗的接种和管理缺乏动力。

颇令人欣慰的是，山东非法经营疫苗案的重要结果是决定对《疫苗流通和预防接种管理条例》进行修订；即：二类疫苗比照一类疫苗，全部纳入政府机构统一采购，不再允许药品批发企业经营疫苗，接种机构不得向疫苗生产企业直接购买二类疫苗，基层疾控机构的经费不足由国家提供经费保障，不再允许以经营二类疫苗的方式实现补贴差额。

上文已经提及，一类疫苗属于政府管理的公共事业，二类疫苗属于医疗市场的范围。两者的关系长期是"双轨制"的模式，这个"双轨制"该朝什么方向发展，始终没有解决。学者刘仰认为，山东非法经营疫苗案后，某些舆论突出中国疫苗领域存在的严重问题，强调政府的监管，实际上就是重复"政府不能身兼裁判员和运动员"的老调，暗含着将政府监管和市场经营分开的预设结论，对于医疗改革的方向给出了他们所希望的进一步市场化的未来展望。然而，国务院会议的决定透露的信号恰恰是：疫苗领域将实行更加彻底的政府管理，市场化方向被扭转。

刘仰认为，在短短两周时间内确定了这一精神和原则，可以想象背后有着严肃的思考、交锋和勇气。例如，国内从事疫苗批发的医药企业共有一千多家，新的规定和原则将使得这些医药企业的经营范围受限，利润受损，是否会因此导致部分企业关门、部分人员失业，会不会带来一系列社会问题，是需要严肃面对的。由此能够感受到国务院在这个问题上兑现了曾经的豪言：改革需要有壮士断腕的勇气，这一勇气值得赞赏。这一对医疗市场化的反思及扭转，未来是否会扩大到整个医疗领域，是否会成为下一步整个医疗改革的原则，值得深入持续地观察和期待。中国的改革开放已经历了将近四十年，在深化改革的同时，我们应该保持清醒的头脑，更加清晰地认识到：有的必须改，有的不能改，而只能与时俱进地加以完善。将改错的再改回来也是改革，也是深化改革，甚至需要更大的勇气。山东非法经营疫苗案的处理决定事实上体现了这一精神。

聚焦

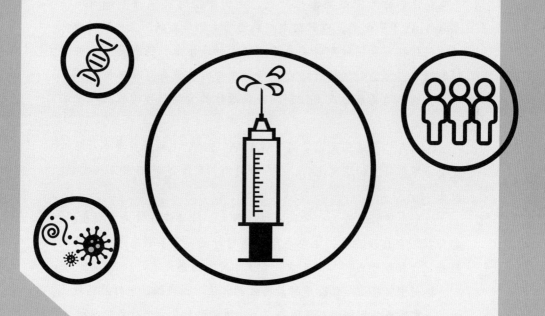

甲肝疫苗事件：
"夺命疫苗" 媒体第一案

甲肝全称为甲型病毒性肝炎，是由甲型肝炎病毒（hepatitis A virus, HAV）引起的，以肝脏炎症病变为主的传染病，主要通过粪－口途径传播。食用被甲肝病毒污染的食物和水源，特别是水生贝类如毛蚶等，容易引发甲肝爆发流行。甲型肝炎病毒可在环境中长期存在，通常消毒和（或）控制细菌病原体的食物制作过程往往无法将其杀灭。

1988 年，上海居民因食用了被 HAV 污染的毛蚶等贝类水产品造成全市甲型肝炎的爆发流行，在 5 个月内，导致全市 30 多万人发病，死亡 47 人。

临床上甲肝以疲乏、食欲减退、肝大、肝功能异常为主要表现，部分病例会出现黄疸，主要表现为急性肝炎，大多数感染者并无明显症状。相较于成年人，儿童和青少年更容易感染甲肝。

接种甲肝疫苗是预防甲肝最有效的方法。在我国，甲肝疫苗现已被纳入国家免疫规划疫苗范围内，为我国的适龄儿童进行免费接种。

2005 年 6 月 16~17 日，安徽泗县大庄镇卫生防疫保健所未经有关部门批准，擅自与学校联系，组织数名乡村医生对该镇近 2500 名学生注射了甲肝疫苗。6

月 22 日前，上百名接种过甲肝疫苗的小学生先后出现呕吐、发热等反应，被送入医院进行治疗。6 月 23 日，6 岁的李威因抢救无效于当天下午 2 时左右死亡，其父母将孩子死亡的原因归结为注射甲肝疫苗。

6 岁女孩李威之死引发了媒体的强烈关注，以央视为首的全国媒体开始持续炒作"安徽泗县甲肝疫苗事件"，媒体称甲肝疫苗为"夺命疫苗"，抨击当地卫生行政部门腐败、质疑国家卫生行政部门监管不力。但事实上，经卫生部权威调查证实，李威之死与接种甲肝疫苗无关，其余小学生为群体性心因性反应。

2005 年发生的泗县甲肝疫苗事件导致了民众对甲肝疫苗的信任危机，该事件是一场典型的因媒体误导性炒作引发疫苗信任危机的事件。

事件发展与媒体报道的重要节点

时间	事件	结果
6 月 16~17 日	安徽泗县大庄镇防保所未经任何部门同意，擅自与学校联系，分别在辖区内 17 个行政村 19 所学校约 2500 名学生中，实施群体接种甲肝疫苗	其间有 1 名女生和 3 名男生出现呕吐、头晕等现象，被学校老师送往大庄镇医院
6 月 17 日	泗县疾控中心的几名专家到达大庄镇医院，对入院学生进行检查	医生：做出群体性癔症的诊断结论
6 月 18 日	泗县政府要求学校通知学生周末继续上课，以便观察是否还有新发的异常反应情况，镇卫生院给住院学生和家长提供补助	1. 泗县政府接到县卫生部门对此次事件的报告后，将事件定性为违规采购和违规接种。 2. 反常的补助举措引发了受种疫苗儿童及其家长的恐慌情绪
6 月 19 日	宿州市卫生局组织市立医院、蚌埠医学院附属医院及南京解放军总医院的专家来泗县会诊。宿州市市长和泗县县长到县医院慰问患儿和家长	领导的重视引发了受种疫苗儿童和家长的进一步恐慌和猜测

时间	事 件	结 果
6月19日	群体性癔症的初步诊断被推翻	专家们对外宣布了新的诊断结论:部分学生出现不良反应是由接种甲肝疫苗引起的过敏反应。当时专家们诊断的依据是,发现两名重症患儿的心肌酶谱偏高,于是进而对其他患儿进行检查,发现均是如此。专家们表示:心肌酶谱是一项反映心肌受损程度的指标
6月20日	安徽省内报纸《新安晚报》刊登了一篇《数十小学生疑被接种"问题疫苗"——至少30人住院,有人出现昏迷,泗县有关方面正在调查》的报道	媒体首次公开报道泗县甲肝疫苗事件
6月23日	1. 专家组将李威的直接死因初步定为"重症感染导致呼吸衰竭"。当晚,出于政府的人文关怀,县政府与李威的父母达成补偿9万元的协议。 2. 县政府宣布对患儿免费治疗,并给予补贴,使得更多的孩子离开学校来到医院住院治疗	1. 李威的死因认定,印证了"疫苗不良反应"的猜测,而政府的补偿给了人们极大的想象空间:政府是不是在隐瞒什么? 2. 因床位紧张,几个孩子挤在一张病床上,这些情况加剧了社会的恐慌
6月25日	李威的尸体入土,没有进行尸检,此前,李威父母一直要求进行尸检	李威父母放弃尸检要求,究竟有什么内幕,也成为媒体竞相报道的话题
6月25日	新华社安徽分社记者于18时55分在新华网发表消息《安徽泗县百余学生接种甲肝疫苗出现异常1人死亡》,首次报道了李威的死亡,并披露该疫苗全部来自浙江普康生物制品有限公司	舆论被广泛关注。"疫苗事件迅速扩大化,压得人透不过气来",泗县宣传部新闻室主任高学本说
6月26日	中央电视台综合频道《焦点访谈》栏目播出《泗县疫苗事件调查》;《经济半小时》栏目播出《安徽泗县"夺命疫苗"真相》	新闻标题中使用骇人听闻的词语"夺命疫苗",将甲肝疫苗与小女孩李威之死紧密联系到一起,媒体在第一时间的报道已给事件下达了"判决书"
6月28日	卫生部部长高强率领专家组抵达泗县展开调查	
6月28日	安徽省卫生厅下达通知,泗县疫苗事件中使用的甲肝疫苗全部来自浙江普康生物技术股份有限公司,全省暂停使用该公司生产的所有批次的甲肝疫苗	

时间	事件	结果
6月29日	国家食品药品监督管理总局发出了紧急通知，要求全国各地暂停销售和使用浙江普康生物技术股份有限公司050107、050104、050201、050301、050305等五个分批次的甲型肝炎减毒活疫苗	
6月29日	卫生部部长高强及卫生部专家组召开了新闻发布会	会上高强宣布，"专家们初步分析这是一场集体接种导致的群体性心因性反应"，并指出疫苗价格虚高等问题
7月4日凌晨	泗县疫苗事件中的个体供货商张鹏在合肥被抓捕，并接受审讯	
7月14日	经中国药品生物制品检定所检验，安徽省泗县大庄镇学生集体接种所用的甲肝疫苗为合格品	国家食品药品监督管理总局做出解除暂停销售和使用浙江普康生物技术股份有限公司部分批次甲型肝炎减毒活疫苗的决定
7月16日	中国药品生物制品检定所通过新华社发表声明，安徽省泗县疫苗事件中所用甲肝疫苗为合格品	卫生部宣布这是一起"违规集体接种甲肝疫苗引起的群体性心因性反应"
2006年1月6日	卫生部：2005年6月，安徽省泗县发生一起由于违规集体接种甲肝疫苗引起的群体性心因性反应事件	当地有关部门对泗县卫生局、防疫站4名主要负责人分别给予了党纪和行政处分；事件的3名直接责任人被依法追究刑事责任

危机传播四阶段分析

危机传播潜伏期

在危机传播的潜伏期，突发事件刚刚发生、不良影响正在呈现。接种甲肝疫苗后一些学生出现不良反应，这在以前的疫苗接种工作中也时有发生，主要是由心理因素引起；然而一周后一个小女孩李威的死亡，尽管没有证据证明李威的死亡与甲肝疫苗有关，但这种时间上的巧合留给了媒体联想的空间。

潜伏期的传播特征是，有影响范围较窄、影响力较弱的媒体对事件进行了报道，如《新安晚报》的消息；另外在事件相关人群中出现不稳定情绪，滋生流言。在此阶段，有关部门应当加强对相关舆情信息的收集，并尽早展开风险管理，在相关人群中进行风险沟通，控制事态的传播范围和传播强度。

从 6 月 25 日新华社安徽分社记者发表消息《安徽泗县百余学生接种甲肝疫苗出现异常 1 人死亡》披露李威之死，到 6 月 28 日泗县人民政府召开疫苗事件后首次新闻发布会，通报当时住院观察治疗人数累计已达 300 人为危机传播的爆发期，此阶段风险在不断累计和扩大。

危机传播爆发期

在危机传播的爆发期，当地媒体的报道及群众的反映引起了中央媒体或强势媒体的关注，使得突发事件的传播等级骤然上升，开启了危机的闸门。

新华社的《安徽泗县百余学生接种甲肝疫苗出现异常 1 人死亡》和中央电视台《经济半小时》的《夺命疫苗真相》，均在标题中使用骇人听闻的词语"死亡""夺命"，将甲肝疫苗与小女孩李威之死紧密联系到一起，凸显事件的严重性。虽然不久后经卫生部门检验认定李威之死与疫苗无关，但是媒体的第一时间报道已给事件下达了"判决书"。安徽泗县接种甲肝疫苗出现反应的学生从媒体集中报道前的 100 余人猛升到 300 人，可见媒体在危机事件中对公众的情绪有着非常大的影响。

在危机发生时，媒体喜欢用煽情手法来吸引读者的眼球，博得舆论对所谓"受害者"的同情，继而产生对"施害者"的愤恨。这个扎着羊角辫的小女孩在她天真烂漫的年华死去，成为甲肝疫苗害人的铁证和媒体热炒的焦点。小李威生前喜爱的玩具兔孤独地守候在她的坟前，同时还有一张被撕裂的小李威的照片，隐隐向公众传达着女孩如花的生命就如同照片一样被残忍地撕裂了。哪一个读者在看到这样的照片后不感到悲伤？对甲肝疫苗害人不感到愤慨？但实际上李威的死与疫苗无关。

从 6 月 29 日时任卫生部部长高强前往安徽泗县并召开小型新闻发布会接受媒体集体采访，到 7 月 2 日经过专家组和当地医院的治疗，泗县疫苗事件中 300 名学生大部分已出院。140 多名学生还在住院观察。在这一阶段，政府部门通过各种方式的沟通将风险慢慢化解。

危机传播发展期

在危机传播的发展期，更多的媒体加入到报道中，产生媒体联动效应；媒体的报道向纵深推进，不再满足于就事论事。记者向政府、企业提出质疑——这到底是谁之过？"坏人"在哪里？比如，政府工作人员为什么出现违规操作行为，上级监管部门应为此承担什么责任，疫苗在流通过程中出现了什么问题，疫苗的生产厂家应负什么责任，还有疫苗的价格是如何制定的，等等。

在这一阶段，舆论引导是关键。如果政府部门的舆论引导得当，争议将趋于缓解，就像时任卫生部部长高强所做的，将舆论质疑的疫苗安全问题导向疫苗价格虚高问题，及时地召开了一场成功的新闻发布会，变被动为主动；反之，如果与媒体关系处理不当，接下来的报道将掀起更强烈的公众情绪，使政府部门陷入"众矢之的"的境况。

从 7 月 4 日泗县疫苗事件中的个体供货商张鹏在合肥被抓捕，到 2006 年 1 月 11 日卫生部通报 2005 年 6 月安徽省泗县由于违规集体接种甲肝疫苗引起的群体性心因性反应事件的处理情况为危机传播的回落期，此阶段风险因为调查结果的出现、"坏人"的被抓捕而渐渐消逝。

危机传播的回落期

在危机传播的回落期，就像好莱坞大片的结尾，应该是最精彩的——"坏人"得到惩罚，"强权者"得到谴责，"弱势者"得到宽慰。在甲肝疫苗事件的最后阶段：贩卖疫苗的个体供货商张鹏被抓获；安徽泗县大庄镇卫生防疫保健所的工作人员被起诉；甲肝疫苗的发明人，也是该疫苗的生产者，中国科学院院士、浙江普康生物技术股份有限公司董事长毛江森被报纸的评论员和网上激愤的群众骂得一无是处……这些之后，公众高涨的情绪渐渐回落，媒体的关注度大幅下降。作为卫生部门，宣布了对甲肝疫苗的检验结果，证明其是合格产品，李威的死与疫苗没有关系；并宣传接种疫苗的重要性，以免再次出现 1987 年底至 1988 年 3 月，上海市 31 万人患上甲肝，这一医学史上罕见的甲肝爆发的情况。但是这些对于公众生命健康十分关键的信息，并没有得到媒体的响应，报道寥寥。

当危机持续不退、负面影响不断累积时，政府部门往往需要抓出"坏人"，才能给媒体以交代，并且平息舆论的质疑。危机回落之后，政府部门应当汲取此次危机应对和风险沟通的得与失，避免类似事情再度上演，并综合采取各项举措，修复组织形象。

危机传播的四个阶段的主要表现归纳如表 1 所示。

表1　危机传播的四个阶段与媒体、公众表现对照表

危机传播的阶段	事件进度	媒体表现	公众表现
潜伏期	突发事件刚刚发生	地方媒体报道；影响力有限	事件相关人群出现不稳定情绪
爆发期	突发事件正在处理中	中央媒体或强势媒体报道；报道力度大	事件相关人群出现恐慌情绪；公众表示关切
发展期	事件责任正在调查中	众多媒体加入报道；报道向纵深推进，开始追问："坏人"在哪里？	事件相关人群要讨"说法"；公众感到愤怒并表示声援
回落期	公布事件调查结果	"坏人"得到惩罚；媒体关注度下降	事件相关人群得到安抚；公众关注度下降

媒体和公众为何不相信甲肝疫苗是安全的？

安徽泗县甲肝疫苗事件之所以导致公众和媒体的不信任，有诸多的原因，综合来看，主要是因为政府和媒体没有在危机发生时形成良性的风险沟通和信息互动，媒体为了追逐眼球效应不断炒作质疑政府，而政府，尤其是基层政府的应对举措也并不得力，结果导致公众对甲肝疫苗产生了恐慌与不信任。

疫苗流通、接种环节存在问题

尽管最终检验结果证明，这起事件中使用的疫苗是安全的，但事件起因于违规群体性预防接种，在疫苗的采购、运输、销售、接种等各个环节都存在问题，是导致公众和媒体不信任的前提条件。

在这起事件中，为泗县大庄镇防疫保健所提供疫苗的个体经销商没有疫苗经营资质，该个体经销商张鹏本来就有"前科"，他恰好是 2004 年江苏宿迁妇幼保健站非法采购疫苗事件中的主角，这是引起媒体质疑的重要因素。

此外，这次群体性预防接种未经上级主管部门的批准，属于擅自接种，违反了当时半个月前刚刚颁布的《疫苗流通和预防接种管理条例》（该条例已于2016年4月进行修订），属于顶风作案。

当时许多为儿童接种疫苗的乡村医生都没有疫苗接种资质证书，在个别儿童出现心因性反应之后，缺乏相关经验，未能及时处理，致使出现了群体性心因性反应。一般来讲，儿童都有天然的恐惧打针的心理，如果将儿童集中在一起打针，一旦有一个儿童哭闹，其他儿童会受到影响和心理暗示，同样会出现恐惧心理。因此，《疫苗流通和预防接种管理条例》规定任何单位或者个人不得擅自进行群体性预防接种，实施群体性预防接种需要按照规定的程序进行审批。按照正规的疫苗接种流程，需要将儿童单独隔离实施接种，以免引起群体性心因性反应。但当时接种场面极其混乱，儿童排队在一起打针。

公众和媒体的恐慌和不信任并非空穴来风，以上种种因素，都反映了在这一个案例中，疫苗的管理方面出现了问题，这是构成不信任的客观基础。

专家说法前后不一致

医务人员和专家对于患儿的病因和李威的死因众说纷纭，莫衷一是，信息的不一致加剧了人们的恐慌和不信任。

2005年6月17日，当第一批疑似预防接种异常反应的学生被送到大庄镇医院时，值班的宋医生根据孩子们的症状，初步诊断为群体性癔症。泗县疾控中心前来会诊的专家也得出同样的结论。

然而，时隔3天，该结论被推翻。6月20日，宿州市卫生局组织市立医院、蚌埠医学院附属医院和南京解放军总医院专家进行会诊，诊断结论为接种甲肝疫苗出现不良反应。各级医院对孩子的治疗方法，也从癔症转向疫苗过敏反应治疗。

访谈资料显示，当地政府官员对于孩子死因的解释也是矛盾的。当时泗县卫生局副局长认为孩子的死亡与疫苗无关，他说："这个小女孩的死亡原因与接种疫苗无关，是吃了不洁食物，可能是火腿肠造成的，死亡原因是重度痢疾，你看她死前明显症状就是腹泻不止。"但泗县卫生局局长却怀疑孩子的死与疫苗有间接关系，他说："这个孩子的去世，是重症感染引起的，注射疫苗可能引起心肌

聚焦

损害，她在住院期间引起了感染，感染又加剧了心肌的损害，所以造成这个儿童呼吸循环衰竭而死亡，和疫苗有间接关系。"安徽医科大学流行病学与卫生统计学某教授的观点是："李某从病情突然加重到死亡不超过 10 个小时，不洁食物带来如此大危害的可能性不大，再加上李某一直在医院里，得到治疗应该非常及时。如果是火腿肠，只要抢救及时不至于夺人性命。"

6 月 26 日，中央电视台《焦点访谈》播出的节目中引用了泗县人民医院儿科主治医生的引语："这些小孩心脏、肝脏均受到了不同程度的损伤，有的症状较重，心肌酶谱高达 2000 多，超标 10 倍，甚至高于喝农药对肝脏的损伤。目前医院对治疗这些小孩没有太好的办法，他们的病情仍有反复。"

可见，在事件发生时，从医学上没有达成一致的意见，对于孩子的死因众说纷纭，对于是否"疫苗反应"也没有一个科学的解释，这些是导致接种疫苗儿童家长恐慌和不信任的一个重要原因。

卫生部的调查结果公布后，专家组组长、中国疾病预防控制中心的冯子健教授在接受《中国新闻周刊》采访时说，"可以肯定地排除疫苗过敏性反应，依据有二：一是这些孩子所显现的身体症状多是头晕、头疼、四肢抽搐，这些是癔症的主要症状体现，而疫苗过敏反应的身体症状体现则应该是注射过的地方局部红肿，严重的会发生皮疹甚至大面积溃烂，再严重的有可能会出现肾衰竭；二是学生们的身体指标，除了争议很大的心肌酶谱外，其他并无实质性的损害。"

当时持"疫苗过敏说"的专家把心肌酶谱高作为主要依据，但这个证据也是站不住脚的。冯子健说："专家组做了一组对照试验：他们将 2407 名学生的心肌酶谱，与 236 名未接种疫苗的学生、45 名成人的心肌酶谱进行对比，发现不论有没有进行疫苗接种，不论是大人还是小孩，所有人的心肌酶谱指标均偏高。"

政府风险沟通不及时、不明确

基层政府发言人不能给予家长和媒体充分的信息，解答疑惑，政府的"暧昧"态度招致更大的怀疑。

当地县政府临时指定一位副县长担任新闻发言人，临危受命、仓促上阵，疫苗事件发生后，媒体和学生家长最想了解：究竟什么原因让孩子得病？会对孩子造成什么损伤？采取了什么措施？有没有后遗症？但是，新闻发言人只公布了学生的病情和住院人数，以及政府对此事件的高度重视，并开展了调查。没有传达家长和媒体最关心的信息。

泗县政府发言人、副县长武敏在卫生部专家组 2007 年的座谈会上说："我们当时对这个事件的性质认识不准，害怕引起轰动，说得不够明确。"因此，尽管当地政府并没有主动向媒体发布"这不是一起疫苗过敏事件"，但当媒体提问是否是疫苗引起过敏反应时，发言人也没有否认。

这位临时新闻发言人在事后的访谈中反思："当时处理问题的时候，有很多的信息都是记者问到我的时候，我才知道""我没有参与决策"。很多问题都回答不上来，如："为什么李威没有尸检就匆匆下葬？""为什么儿童的心肌酶谱会增高？"

上述情况都给公众和媒体的不信任创造了机会性的条件，是导致不信任的外因。安徽泗县甲肝疫苗事件，作为媒体炒作疫苗安全"第一案"，在十余年后爆发山东疫苗事件时，仍被媒体当作疫苗"夺命"证据作为新闻背景提及。

在该事件中，尽管所涉及的疫苗是安全的，但由于对事件的处理不当，尤其是在事件发生初期，医疗机构对于事件原因的判断莫衷一是，官方的过度反应导致了公众的恐慌情绪蔓延。这些因素都为不信任埋下了种子。违规操作接种疫苗，使得疫苗事件一开始就蒙上了负面框架的阴影；医学专家对于接种疫苗儿童出现不良反应的原因的巨大分歧，为媒体制造了悬念，设置了虚假议题；一名儿童的死亡，使得事件逐步升级；政府部门的过度反应、政府人员对验尸的干预等，都给媒体创造了极大的想象空间，让媒体和公众对疫苗的安全性产生不信任。

科普小知识

在接种疫苗过程中，以下情形不属于异常反应：

一般反应：在预防接种后发生的，由疫苗本身所固有的特性引起的，对机体只会造成一过性生理功能障碍的反应，主要有发热和局部红肿，同时可能伴有全身不适、倦怠、食欲不振、乏力等综合症状。

疫苗质量事故：由于疫苗质量不合格，接种后造成受种者机体组织、器官的功能损害。

接种事故：由于在预防接种实施过程中违反预防接种工作规范、免疫程序、疫苗使用指导原则和接种方案，造成受种者机体组织、器官的功能损害。

偶合症：受种者在接种时正处于某种疾病的潜伏期或者前驱期，接种后巧合发病。即无论接种与否，偶合症必定会发生，与预防接种的疫苗无关。

心因性反应：在预防接种实施过程中或接种后因受种者心理因素发生的个体或者群体的反应。

山西疫苗事件：
揭黑报道引发的信任危机

科学研究表明，当细菌或病毒侵入人体时，身体就会产生一种抵抗这种细菌或病毒的物质，这种物质叫作抗体。不同的细菌或病毒会产生不同的抗体，称为特异性抗体。病愈后，这种特异性抗体仍然存留在体内，如再有相应的细菌或病毒侵入体内，这种特异性抗体就能保护身体不受这些细菌或病毒的伤害。预防接种就是人为地将经减毒或灭活等工艺处理的少量细菌或病毒及其代谢产物接种给人，使机体产生特异性抗体或细胞免疫反应，从而产生针对该种病原体的抵抗能力。

预防接种是预防和控制传染病最经济、最有效的手段，但成功率并非 100%，多数疫苗的保护率大于 80%。由于受种者个体的特殊原因，如免疫应答能力低下等因素，可导致接种后免疫失败。但大量的研究证明，即使接种疫苗后发病，相对于不接种疫苗者，其患病后的临床表现要轻很多。

2010 年 3 月 17 日《中国经济时报》刊发题为《山西疫苗乱象》的深度报道，称近百名儿童注射疫苗后或死或残，疑与大量疫苗高温暴露有关。

该报道一出，即刻引发了全国媒体与公众对于山西疫苗乃至全国疫苗有效性及安全性的质疑。相关舆情风波持续一个月之久，且不断有媒体爆出新的"问题疫苗"，疫苗恐慌情绪在媒体的推波助澜下扩散和蔓延。

"山西疫苗事件"是一次典型的媒体事件，反映出媒体在报道公共卫生事件时的议程设置能力。为最大程度消除"山西疫苗事件"的负面影响，山西省卫生行政部门、卫生部、国家药监局、疾控中心等部门多次召开新闻发布会，公布"山西疫苗事件"的调查结果，并采取多项措施重建公众对于疫苗的信心。

在山西疫苗事件发展过程中，有以下关键时间节点值得注意（表2）。

表2　事件关键时间节点

时间	事　件
3月17日	《中国经济时报》刊发《山西疫苗乱象调查》系列报道：山西省疾控中心违背国家《疫苗流通和预防接种管理条例》，撤销生物制品配送站，成立生物制品配送中心并将该中心交给"卫生部部属企业北京华卫时代医药生物技术有限公司"进行市场经营，出现高温暴露"问题疫苗"。从2008年开始山西省内有近百名儿童不明病因致死、致残或引发各种后遗病症
3月17日下午	山西省卫生厅：山西省未接到因注射疫苗出现聚集性异常反应的报告，表示"报道基本不实"
3月18日	《中国经济时报》：对山西省卫生厅在尚未展开深入调查的情况下即宣称"报道基本不实"表示强烈异议；期望有关方面能够正视报道所反映的问题，本着对人民负责、对事实负责的态度，展开客观公正、深入细致的调查核实，做出令公众满意的处理
3月20日	数名来自山西各地的家长来到山西省卫生厅门口，希望卫生厅能为他们孩子死亡或病残的原因给出解释。家长与卫生厅有关人员发生冲突，被记者拍照并报道
3月20日	卫生部派出的8人专家组抵达山西，协助指导当地开展调查工作
3月21日	广州媒体报道，山西多位家长以及实名举报人收到了恐吓短信，举报人的家属甚至接到了恐吓电话
3月22日下午	山西省人民政府新闻办公室在太原举行新闻发布会，新闻发布会十分钟后草草收场
3月25日	山西省预防接种异常反应调查诊断专家组（省内组织）出具《关于网络报道15名儿童的基本结论》，称初步调查结果显示，15例病例均与"高温疫苗"无关
3月25日下午	卫生部网站发布《预防接种知识热点问题答问材料》，材料中称"我国疫苗整体安全""异常反应不可避免""可补偿不赔偿"等语句遭到次日媒体的热议

続表

時間	事 件
3月26日	山西疫苗事件举报人前往卫生部专家调查组下榻的太原市迎泽宾馆要求与卫生部专家会面并沟通，他将自己撰写的《关于山西高温暴露疫苗有关问题专业鉴定的意见》（以下简称《意见》）递交到卫生部专家手里，并把会面的经过爆料给媒体记者
4月13日	卫生部发言人在例行新闻发布会上表示，要采取一系列措施，重建公众对疫苗的信任。措施包括：第一，强化免疫规划管理，规范接种服务，特别是加强对于边远贫困地区和流动儿童的预防接种管理，保证国家免疫规划疫苗高水平的接种率。第二，加强对疫苗生产、流通和使用环节的监管力度。第三，进一步做好疑似预防接种异常反应的监测报告和处置工作。第四，加强科普知识的宣传

山西疫苗事件的舆情分析

在山西疫苗事件中，清华大学国际传播研究中心的舆情监测结果表明，2010年3月17日《中国经济时报》刊发的《山西疫苗乱象调查》引发了全国媒体对"山西疫苗事件"的关注与炒作，舆论一边倒地质疑疫苗背后的腐败、抨击疫苗监管漏洞，并不断挖掘新的"问题疫苗"。整整一个月，相关舆情热度持续不退，以致"公众对预防接种和疫苗安全产生了信任危机"（卫生部发言人语）。

舆情走势

图8显示的是3月14日至4月14日疫苗相关舆情的变化趋势。由图可见，一月间舆情波动剧烈，反复出现高潮，共呈现出两大波峰、三小波峰。其中，两大波峰分别出现在3月17日和3月23日，分别是"山西疫苗事件"被媒体披露的当天和山西省政府新闻发布会召开的次日；三小波峰则分别出现在3月31日、4月7日和4月13日，分别是"江苏狂犬疫苗疑似造假事件"被媒体披露的当天、卫生部专题新闻发布会召开的次日（同时也是江西"问题疫苗"被媒体披露的当天）和卫生部例行新闻发布会召开的当天。

舆情走势图表明，媒体和政府是推动事态发展和舆论波动的两股主要力量。在媒体的不断爆料下，"山西疫苗事件"产生涟漪效应、"问题疫苗"连锁涌现；

而政府的公开回应并未发挥平息舆论的作用，反而推动本已呈下降趋势的舆论关注度出现反弹、激增至新的高潮。

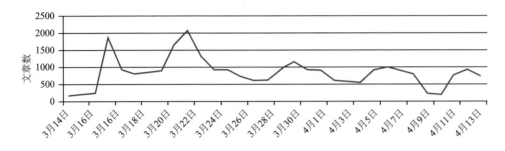

图 8   疫苗相关舆情变化走势图

焦点文章

表 3 和表 4 分别显示的是山西省政府新闻发布会次日（3 月 23 日）和卫生部专题新闻发布会次日（4 月 7 日）新闻转载量排名前十位的焦点文章。由表可见：第一，山西省政府新闻发布会次日焦点文章主要出自商业媒体；第二，卫生部专题新闻发布会次日焦点文章以批评质疑取向的评论为主流。

表 3   山西省政府新闻发布会次日焦点文章一览表

新闻转载量排行		
序号	新闻标题	报道媒体
1	一句"三年前"关不上"疫苗门"	扬子晚报
2	笑蜀：权力市场化是疫苗乱象的总祸根	东方早报
3	"疫苗事件"调查应接受媒体监督	新京报
4	山西承认疫苗招标违规官员收钱购车	每日经济新闻
5	山西承认疫苗招标有违规举报者遭人威胁	海峡都市报
6	李记：山西"疫苗门"谁能给公众真相？	每日经济新闻
7	山西疫苗事件：我们真能等来真相吗？	新闻晨报
8	恐吓短信提供了一条"摸瓜之藤"	扬子晚报
9	南都：山西疫苗事件会被持续围观	南方都市报
10	丁永勋：监管部门"自肥"，疫苗怎能"放心"	新华每日电讯

表4　卫生部专题新闻发布会次日焦点文章一览表

新闻热点排行		
序号	新闻标题	报道媒体
1	疫苗事件调查结论存疑难消	重庆商报
2	社论：重塑监管公信才能挽救疫苗信任危机	南方都市报
3	卫生部疫苗回应缺乏自省　信息不透明致信任危机	青年时报
4	华卫时代公司是"牙防组"借尸还魂	东方网
5	鲁宁：重建公信力请从新闻发布的透明开始	鲁中晨报
6	危机过后，疫苗还敢打吗？	鲁中晨报
7	信任危机是疫苗事件的一道难题	河南商报
8	专家：政府在健康问题上应与百姓站一条线	新浪
9	全国问题疫苗频现，你还会放心接种疫苗吗？	南方都市报

新闻发布会次日的焦点文章排名表明，政府新闻发布会并未起到预期的舆论引导效果。政府给出的调查结论和发布的相关信息并未得到媒体的满意，也未打消舆论的疑虑，疫苗信任危机在商业媒体的不断质疑和政府反复强调疫苗没有问题的回应下发酵、蔓延。

主题分布

图9和图10分别显示的是"山西疫苗事件"在舆论爆发期（波峰位置）和舆论回落期（波谷位置）相关媒体报道、论坛帖子、博客文章的主题分布饼图。

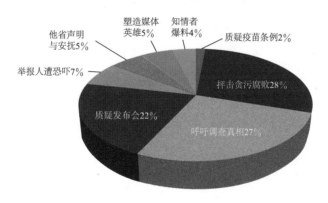

图9　舆论爆发期主题分布饼图

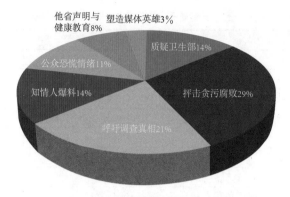

他省声明与 塑造媒体英雄3%
健康教育8%

质疑卫生部14%

公众恐慌情绪11%

知情人爆料14%

抨击贪污腐败29%

呼吁调查真相21%

图 10　舆论回落期主题分布饼图

由图 10 可见：第一，无论是在舆论爆发期还是在舆论回落期，"呼吁调查真相""抨击贪污腐败""质疑政府部门"三类负面主题一直位于前三名；第二，正面主题"他省声明与健康教育"（即各地疾控、药监等部门通过媒体声明本省疫苗没有问题，并对公众进行疫苗相关常识的健康教育）所占比例虽有增长，但始终没有超过 10%；第三，随着事件进入回落期，公众恐慌情绪开始蔓延、爆料文章增幅显著，众多网民发帖 / 发文表达对疫苗质量与安全的不信任并号召其他网民不要接种疫苗，还有不少家长主动联系媒体记者爆料，怀疑自己的孩子因接种疫苗而患病。

主题分布图表明，在山西疫苗事件的报道中，疫苗已然成为关注的焦点和信息的载体——各种对政府的猜疑和不满借由它进行传播。由此导致的结果是，媒体的报道影响了公众对疫苗科学理性的判断与认知。与此同时，专家、学者由于不愿意陷入舆论战而躲避媒体，或沉默不发声，或措辞模糊，不对该事件发表科学的意见，从而致使公众对整个事件的理解陷入一个非理性的过程中——对政府部门发布的权威信息表示质疑，不相信专业机构发布的最终调查结果，由于不信任政府和专业机构，对预防接种疫苗质量本身产生不信任。

媒体报道个案分析

《中国经济时报》刊发的《山西疫苗乱象调查》是引爆"山西疫苗事件"的

导火索，是关于该事件的媒体报道中最有影响力的一篇，下面将对此篇报道进行个案分析。

一是报道的故事性、冲突性强，表述煽情。《山西疫苗乱象调查》是七个系列调查，其内在逻辑和报道的框架是讲故事（问题疫苗）——揭黑幕（官商勾结）——下结论（贪污腐败）。这样的叙事逻辑，不仅凸显了整个故事的戏剧性、冲突性，也将出现问题疫苗的根源指向了部分官员的贪污腐败，在激发读者对患儿同情的同时也激发了读者对涉事人员的憎恨。

综观该篇报道使用的语言，可以发现记者在描写患儿家长时，语言感性煽情，"永别了，我的孩子"；在描写山西疾控中心内部举报人时，语言则凛然强硬，把他塑造成了不畏强权的揭黑英雄，"疫苗是全民防病的武器。从这一天开始，保障3500万山西人民生命健康的疫苗使用管理权，就由田建国掌握了"。而在指称疫苗时，则使用"问题疫苗""标签疫苗""高温疫苗"，将个案定性为"山西疫苗乱象"。三套不同语言的使用，使得读者对事件有了自己的主观判断。

二是引用信源单一。统计该篇报道使用的信源（图11）可见，举报人和患儿家长合占信源的70%，主导了整篇文章的话语权和报道基调。新闻的"平衡报道原则"最基本的要求就是，要在一篇报道中，同时呈现双方或多方的声音，换言之，在这篇报道中，举报人、患儿家长、山西疾控中心、山西省卫生厅、山西省纪委等引用信源的占比应该是尽量均衡的。

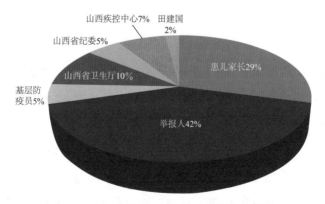

图11 《中国经济时报》报道信源分布饼图

在这篇报道中，多数的信源都是来自举报人和患儿家长，即使是在需要权威部门才能认定的"疫苗质量是否安全""患儿患病是否与疫苗有关"等重要问题上，读者获知的消息，也都是来自于患儿家长或没有相关专业知识的医生。而针对报道中举报人举报的该事件中涉及的贪腐问题，也多是采用举报人的话语，而缺少被举报方的发声。

《山西疫苗乱象》中患儿家长等关于"患儿患病与疫苗有关"的描述：

> "我几乎排除了所有可能的病因。"
>
> 王小儿死后，父亲王明亮开始查找儿子的死因，他向记者提出了自己的"排除法"：
>
> 孩子发病后，先后就诊柳林当地、太原、北京多家医院，做了无数检查。先后排除了"孩子大脑损伤引发的原因"，颅脑磁共振"未见异常"，还进行了遗传基因检查，均没有问题。"孩子出生近两个月时，都很健康"。"接种乙肝疫苗一周后，便开始抽搐了，找过的医院都查不明白，西医中医都救不了。"于是，王明亮将质疑的目标落到了疫苗上。
>
> 经过4个月的苦苦努力，依然没有救活王小儿的北京香山医院中医大夫牛志刚，2010年2月22日接受本报记者采访时说："这孩子发病的因素会很多，疫苗可能也会是一个诱因。"

舆论引导为何不力

为了消除"山西疫苗事件"的负面影响，重塑公众对疫苗的信心，保障我国免疫规划事业的顺利开展，山西省卫生厅、卫生部、国家药监局、中国疾控中心等部门都积极主动地开展风险沟通和危机应对工作。

山西省方面，事件发生后紧急成立了专家调查组赴各地核实自述疫苗受害儿童的情况，并于3月22日下午召开了省级新闻发布会。

卫生部方面，事件发生后第一时间派出专家调查组前往山西调查事件真相，并于3月25日在官方网站上传《预防接种知识热点问题答问材料》，传播疫苗和预防接种基本常识，还分别于4月6日和4月13日组织召开了专题新闻发布会和例行新闻发布会，回应舆论对山西疫苗事件的种种关切。

国家药监局方面，事件发生后也积极参与调查山西问题疫苗及其他被曝光疫苗的质量安全状况，并与媒体沟通事件的最新调查进展。

卫生部、国家药监局、中国疾控中心还聘请专家智库每日监测相关舆情，制作舆情专报以供决策参考。

为了应对"山西疫苗事件"，各级政府部门很努力、很积极。但为何政府的种种舆论引导举措并未发挥实际效果呢？

第一，山西卫生厅回应过于仓促。山西省卫生厅在媒体爆料当日就高调回应"报道基本不实"，这一反应过于仓促，结果不仅导致省卫生厅与爆料媒体造成了直接对立、继而激起更多媒体的群体反击，也由于下结论过快而使公众对山西省卫生厅是否真正开展调查产生怀疑，损害了政府部门的公信力。

第二，新闻发布会准备不足。山西省政府新闻发布会准备欠妥，组织者既没有策划核心信息，也没有预测记者答问，而且发言人态度傲慢（让记者"请礼貌点"）、发布语言没有逻辑，整场发布会进行10分钟后就因无法回答记者的追问而草草收场。这一戏剧化的新闻发布会本身就是一个绝佳的报道素材，因而吸引了更多媒体对"山西疫苗事件"的关注，山西省政府的权威和信誉也岌岌可危。

于是，在地方政府应对不力的状况下，舆论进入了一边倒的负面场域，信任危机扩散蔓延，致使国家级政府部门非常被动，其所言所语总是不能得到媒体的满意和公众的信赖，一时间又难以抓出"坏人"树立靶子转移舆论攻击的焦点，结果陷入了不断为自己辩解，却越来越辩解不清的尴尬境地。

而且相比媒体，政府在新闻发布时往往立足宏观而忽略个体，强调我国疫苗整体安全却无法消弭家长对"百分之一"降临在自己孩子身上的担心；政府发布信息时的框架不是医学框架就是工作框架，前者深奥公众不懂、后者枯燥公众反感；政府发布信息时的用语相对生硬冷淡，无法打动公众的心灵和情感；政府发布信息时的信源单一，缺乏独立第三方专家的支持，也没有民间舆论领袖与之遥相呼应。因此，公众在面对政府诉诸理性的发布和媒体诉诸感性的炒作中，相信了后者而非前者。

麻疹疫苗强化免疫：
突如其来的谣言风暴

　　麻疹是一种由麻疹病毒引起的传染性极强的严重疾病。大多数与麻疹相关的死亡由麻疹并发症所致。并发症常发生于 5 岁以下儿童和 20 岁以上成人。最严重的并发症包括失明、脑炎（导致脑肿胀的感染）、严重腹泻及其导致的脱水现象、耳部感染和严重呼吸道感染（如肺炎）。麻疹病毒可通过咳嗽、喷嚏、与病人密切接触或直接接触病人的鼻咽分泌物加以传播。目前，还没有针对麻疹病毒的特异性抗病毒治疗方法。

　　麻疹疫苗接种对于减少麻疹死亡具有重要影响。世界卫生组织（WHO）数据显示，1980 年广泛开展疫苗接种之前，麻疹每年约造成 260 万人死亡，2000—2014 年，麻疹免疫接种防止了约 1710 万例死亡：从 2000 年的 54.68 万例下降到 2014 年的 11.49 万例。

　　中国 1965 年首次使用麻疹疫苗，并于 1978 年将其纳入国家扩大免疫规划，8 月龄时免费接种 1 次。世界卫生组织数据显示，在未采用疫苗之前，我国麻疹每年报告的发病率为（200~1500）/10 万，平均每年报告 300 万 ~400 万病例。截至 2011 年，我国的麻疹发病率已降至 0.76/10 万。

2010 年 9 月 1 日，卫生部召开麻疹疫苗强化免疫活动新闻发布会，称中国将在 2010 年 9 月 11 日到 20 日之间在全国范围统一开展麻疹疫苗强化免疫，对近 1 亿名 8 个月到 4 岁的儿童接种 1 剂次的麻疹疫苗。此次强化免疫，是为了实现消除麻疹目标，国家统一组织的强化免疫措施。

2005 年，中国所在的世界卫生组织西太平洋地区确定了 2012 年消除麻疹的目标。世界卫生组织建议，已确定该目标的国家应当通过强化免疫消除易感人群，无论既往患病史和免疫史如何，接种对象均应再接种一剂麻疹疫苗。为实现消除麻疹的目标，参考世界卫生组织的建议，我国制定了包括麻疹强化免疫在内的消除麻疹策略，在全国启动《2006—2012 年全国消除麻疹行动计划》。

世界卫生组织数据显示，2010 年麻疹强化免疫后，中国的麻疹发病率下降到了 0.76/10 万，创历史新低。

但这项措施从 2010 年 9 月 1 日发布一直到强化免疫活动结束，舆论对强化免疫的质疑声却不绝于耳。

争论焦点

争论焦点 1：强化免疫有无必要？

在 2010 年 9 月 1 日卫生部召开麻疹疫苗强化免疫活动新闻发布会后，北京大学某专家发表博文《希望立即澄清对中国孩子是否可以选择自愿不接受神秘疫苗》（图 12），对强化免疫活动表示质疑。

该专家在文中以两种身份吸引公众注意，分别是"免疫学的研究人员"与"3 岁中国国籍孩子的父亲"。就前者而言，作者从免疫学研究的角度出发，对儿童接种范围等提出了质疑。他认为，此次疫苗接种改变了接种的节奏（原为 8 个月初种，6 岁再种）却没有经过详细的论证，同时，8 个月至 4 岁的接种范围非常大，具有一定危险性。同时，与有关部门的专家"过分乐观"不同，作者担心接种疫苗后产生的不良反应的危险性，"反复接种某种抗原，可以引发各种自身免疫性疾病，这在动物实验中，已经获得了证实"。此外，作者还用数据、资料卫生部称，绝大多数健康人接种疫苗后不发生任何不良反应，只有极少数因个体差异在接种后发生不良反应，麻疹疫苗也是如此。任何医疗机构和个人不能做出预防接种异常反应的调查诊断结论。受种方、接种单位、疫苗生产企业对预防接种异常反应调查诊断结果有争议时，可按照《预防接种异常反应鉴定办法》有关规定，向所在地的市级、省级医学会申请预防接种异常反应的鉴定；省级医学会做出的鉴定结论是最终结论。

对于上述的报道，作为一名免疫学的研究人员，我感到很遗憾；作为一名中国国籍孩子的父亲，我感到很伤心。从免疫研究的角度讲，我认为，这种盲目的强化免疫接种，没有任何的科学意义。我不想争论细节，因为涉及到学术观点的问题，只谈大道理。首先，这种强化免疫接种，没有经过详细的论证，就改变了原来8个月初种，6岁再种的节奏。改变接种的节奏，说明原来的接种方案不合理，为什么不强制要求非中国国籍孩子一起接种？这样才能同质化。

同时，8个月至14岁的范围非常大，涉及的孩子的免疫状态也不同，要跨越一个免疫不稳定的容易产生自身抗体的阶段，这有一定的危险性。这一切都不知道，甚至都没有详细的血清学研究报告，也没有目前野生毒株与疫苗株交叉反应的报告。对于盲目的免疫强化接种，卫生部给我们的理由只有一个，那就是为了完成对世界的承诺。先不问，这个承诺是否经过了全国人民代表大会的批准没有。我认为，从科学的角度来讲，有关部门也应该听取一下各方的意见，尤其是真正免疫学专业人员的意见，进行细致的血清学研究，然后，看看这样强化接种以后，究竟能否完成这个承诺？

图 12 北京大学某专家博文的内容

对先前官方公布的不宜接种麻疹疫苗孩子的范围、世界卫生组织的目的等进行了反驳。而在以父亲角色出现的时候，作者以感性的语言博得网友的同感。如文章称，"一生只有一个孩子，让我倍感珍惜""我要关注世界可能对她的伤害"等。作者的两种身份能够使读者感同身受，作为免疫学的研究人员，网民对其权威、专业深信不疑，作为一名 3 岁孩子的父亲，网民又对其温情的形象产生共鸣。这两种身份使公众在潜移默化中接受了文章中的观点。

9 月 5 日，全国政协委员何某转载了这篇博文，并肯定了其作为"我国免疫学领域的知名专家"的身份，并认为"这个事件（麻疹接种）并没有结束，的确有些蹊跷而复杂，确有某种非常复杂的深度和背景"。

针对舆论的质疑，9 月 8 日和 9 日，《新闻 1+1》和《焦点访谈》先后以专访和综述的形式回应舆论质疑。9 月 8 日的《新闻 1+1》，邀请了中国疾控中心免疫规划中心主任梁晓峰，对公众和舆论普遍关注的问题进行了解答。

9 月 10 日，卫生部通过理性发布会再次就麻疹疫苗强化免疫活动启动前群众关心的热点问题进行答疑。同日，该专家发表博文称自己已经决定让女儿参加麻疹疫苗的强化免疫活动。

争论焦点 2：麻疹疫苗，是否安全？

9 月 3 日，网上开始流传一篇题为《比尔·盖茨：新型疫苗是降低世界人口的好方法》的文章，称这次麻疹疫苗强化免疫活动是"美国人的阴谋"，呼吁民众拒绝接种，阴谋论在网络舆论中甚嚣尘上。与此同时，"麻疹疫苗是毒药"之类谣言通过短信传播、扩散。

对此，9月6日，卫生部一日连发六文辟谣，声明疫苗全部来自国产、质量有保障，并再次强调强化免疫是消除麻疹的最有效策略之一。

9月8日，中国网论坛的《麻疹疫苗的母本到底是出自于国内还是来源于美国？》成为舆论关注的一个焦点。文章以评论式的语言对麻疹疫苗的母本来源提出质疑。作者称，"他们（美国）的目的就是让我们民族从地球上消失，这次麻疹疫苗的母本如果真的是来自于美国，那我们中国人也许就要面临灭顶之灾"。同时，作者还采用了挑衅的语言，"在他们（美国）的眼里，中国人和非洲人一样，是世界上的劣等人种，让这种人生活在地球上是在浪费资源"。该篇帖文的语言与叙述方式，将美国塑造成"美帝国主义""侵略者""优等民族"的形象，易激发网友的民族情绪。该文篇幅虽然较短，但点击量较高，影响力较大。值得关注的是，该文使疫苗接种的质疑焦点发生了转移，从之前的接种必要性转移到阴谋论与民族情绪。一旦涉及民族情结，事件与人物将迅速在网络上蔓延。之后，强化免疫活动议题逐步发散到生物病毒战争、保卫中华民族等话题上。

9月11日，麻疹疫苗强化免疫工作正式拉开帷幕，中央电视台对时任卫生部部长陈竺进行采访。何某重新发表博文表示，只要疫苗来源可靠，自己愿意支持此次麻疹疫苗强化免疫活动。

争论焦点3：强化免疫是否会引起不良反应增加？

在强化免疫措施实施期间，天涯社区出现一则图文并茂的帖文，称四川省南充市嘉陵区西兴镇11村8组3岁男孩蒲忠志，因于9月12日接种麻疹疫苗而丧命，"强烈呼吁事发地区的准备接种疫苗的所有家长们，悲剧不要再度发生"。同时文中附上貌似孩子尸体的照片，试图吸引网民同情。该文以耸人听闻的标题吸引公众的眼球。

9月19日，中国工程院院士、医学病毒学专家赵铠，北京市疾病预防控制中心主任医师孙美平，联合国儿童基金会卫生项目官员朱徐做客人民网强国论坛，以"麻疹疫苗强化免疫活动"为主题与网友进行在线交流。赵铠在接受采访时表示，截至 9 月 14 日，麻疹疫苗已接种约 5000 万人，异常反应为 400 多例。异常反应率属于正常水平。

9 月 21 日起，根据卫生部的部署和要求，麻疹疫苗强化免疫活动进入各省视实际情况适当延长接种时间的阶段。许多地方公布了接种人数及不良反应状况，有些网民抓住数字进行质疑和嘲讽，例如此前赵铠院士曾透露全国不良反应为 400 多例，但是仅北京地方公布的不良反应就有 317 例。

麻疹强化免疫活动的风险沟通经验与教训

风险沟通是传播主体与传播客体交流有关风险信息的一种传播行为。借助传播学经典的 5W 模式，风险沟通研究者开发了风险沟通模式图。如图 13 可见，影响风险沟通效果（what effect）的不外乎以下几方面因素：谁来沟通（who）、何时沟通（when）、经由何种渠道沟通（where）以及向谁沟通（to whom）；同时考虑到风险沟通相较传统的宣教行为而言，更强调传播主体与传播客体的双向互动，故是否及时将传播客体的信息需求和观点意见反馈（feedback）给传播主体、继而调整传播主体的风险沟通策略，也是影响风险沟通效果的关键因子。

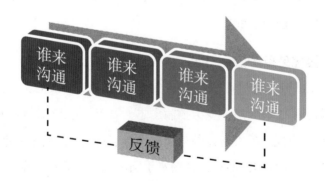

图 13　风险沟通模式图

下面，将依托风险沟通的模式图，从谁来沟通、何时沟通、何种渠道、向谁沟通、反馈这五个方面分析评点麻疹疫苗强化免疫活动风险沟通的经验与教训。

第一，谁来沟通。

风险沟通的第一要义是明确传播主体，传播主体的身份须与传播内容的性质相契合。我们认为，在此次强化免疫活动中，传播主体鲜明、策略得当，主要体现为：

一是确立以卫生部为首、各级卫生主管部门主要参与的风险沟通主体队伍，从而确保信源权威、口径统一。对于全国范围内统一开展的大型强化免疫活动，官方以透明、公开、阳光的姿态持续发布有关信息，是让公众相信此次活动安全有效的重要前提。围绕此次活动，卫生部综合利用新闻发布会、媒体通气会、新闻专访、在线访谈、网站发布（图14）等形式全方位地发布相关信息，且时任卫生部部长陈竺亲自为强化免疫对于消除麻疹的意义代言，牢牢把握了舆论引导主动权；特别是在传统媒体舆论场中，每日监测到的80%以上信息来自于卫生系统，而且一旦卫生部公开表态，相关新闻总是位列当日焦点新闻前列，对新闻媒体的议程设置较为理想。

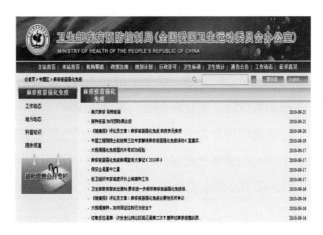

图14　卫生部官方网站麻疹疫苗强化免疫活动专题网页

二是将"第三方"纳入传播主体系统，特别运用在敏感信息传播时，从而增强了信息的可信度。在此次强化免疫活动中，疾控系统被准确定位为"专家"角色，特别是中国疾控中心免疫规划中心的梁晓峰主任、罗会明副主任，多次以专家的身份就舆论关心的疫苗来源、"强免"（强化免疫简称）含义等敏感话题接受媒体采访，及时解疑释惑；此外，在强化免疫活动的中后期，中国工程院院士医学病毒学专家赵铠、联合国儿童基金会卫生项目官员、世界卫生组织医学官员等资深且有信誉的专家也先后就疫苗安全性以及不良反应发生率等发表见解、疏导舆论疑虑，起到了良好的说服效果。

第二，何时沟通。

风险沟通中，把握时机至关重要。风险沟通往往存在一个机遇期，一旦错过，就可能导致工作处于被动局面。我们认为，在此次强化免疫活动中，沟通时机的选择方面得失兼备，具体而言：

一方面，沟通起点延后，一定程度上错过了风险沟通的机遇期。对此次强化免疫活动大规模的社会宣传始于9月1日，彼时距离活动正式开始仅有10天，公众难免会对疫苗是否安全、接种是否强制等问题心生疑惑，舆论领袖所谓"一亿支疫苗从天而降""疫苗有毒论""美国阴谋论"等谣言也有了滋生的土壤。尽管卫生疾控部门对此次活动的筹备近一年，动用了大量人力、物力、财力保障活动安全有效，但由于没有充分重视风险沟通的必要性与重要性，且没有尽早对公众进行充分有效的健康教育，故错过了风险沟通的机遇期；加之受到年初"山西疫苗事件"的影响，舆论对疫苗格外敏感、社会对预防接种信任度大跌，这都加剧了家长对此次强化免疫活动的疑惑，以至于相关部门在活动开展前夕及期间的风险沟通往往是在被动地辟谣、反复地声明，舆论环境较为紧张。

但另一方面，在活动即将开始及过程中，卫生部对于舆论关切话题的回应较为及时，力争为整个活动的顺畅开展保驾护航。尽管一定程度上错过了风险沟通机遇期，但当意识到这项工作的重要性后，相关工作的开展还是比较及时、有力、有效的。比如，当谣言短信出现后，卫生部第一时间公开辟谣，9月6日官方网站一日连发六文，声明疫苗全部来自国产、质量有保障；再比如，活动进程中当有舆论质疑"强免"实为"强制"时，卫生部又紧急会同教育部联合下文，明确要求各地不准下指标、赶进度，随后各地也确实根据实际情况延长了强化免疫活动的时间，这些及时的表态都让公众感受到了政府部门对于民意的重视和对孩子健康的人本关怀。

第三，经由何种渠道沟通。

风险沟通时，选择适宜的渠道传递信息亦十分关键。在受众多元化、信息分众化的今天，渠道选择应采取立体化策略，组合运用大众媒介渠道、人际渠道、场所渠道、小媒介渠道等，才能更好致效。我们认为，在此次强化免疫活动中，渠道的使用可圈可点，具体而言：

首先，充分发挥大众媒体传播面广、可信度高的优势，综合运用电视、广播、报刊、网站等渠道大力宣传强化免疫活动、及时向公众解疑释惑。鉴于此次活动涉及人数众多、人群差异显著，卫生部采取了立体化宣传的策略，确保信息一致、出口多元，从而形成了一股宣传声势，较好地发挥了社会动员功效。

其次，大力发挥主流媒体舆论引导作用，借助中央电视台、新华社、人民网等发布权威信息。在我国，中央电视台是老百姓最信赖的媒介渠道之一，也是受众面最广的媒介渠道；有鉴于此，9月8日和9日，卫生部连续策划了两期专题报道，分别播出在《新闻1+1》栏目（图15）和《焦点访谈》栏目，发挥了较好的舆论导向作用。此后，卫生部又持续通过新华社、人民网进行宣传和辟谣，并借助这两个媒体强大的传播力辐射全国媒体，整合舆论分散的议题。

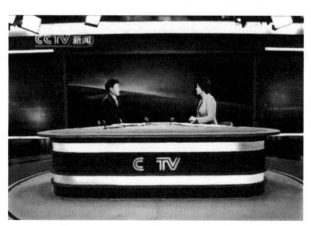

图15　中央电视台《新闻1+1》栏目《麻疹疫苗释疑》专题节目

最后，对网络言论适度重视、差异对待。此次强化免疫活动面临的网络舆论环境相对紧张，中华网论坛、天涯社区等网络言论集散地甚为活跃，质疑不断且言辞激烈。对此，卫生部门的做法是分而对之，对网络极端言论主要发动网评员队伍在网络舆论场中或辩论、或压制，而对可能蛊惑广大网民甚至家长的言论（比如疫苗安全性、强免还是强制等）则有选择地公开回应、及时辟谣。

第四，向谁沟通。

风险沟通时认清传播客体甚为关键。风险沟通切忌眉毛胡子一把抓，须找准靶心人群，进行重点沟通和策略引导。我们认为，在此次强化免疫活动中，对于沟通对象的把握有值得商榷之处。

课题组认为，此次强化免疫活动的靶心人群应为适龄儿童家长，换言之，综合运用各种渠道发布有关信息（包括面对面的告知和咨询服务）、争取家长的理解和支持是重中之重。此外，新闻记者也是比较关键的受众，因为他们采写的报道对家长的态度和行为能产生显著影响，故也需要重点影响和沟通。

对于此次活动中较为活跃的舆论领袖，他们并非强化免疫活动风险沟通的靶心人群（或核心目标受众），因而既不需要过于重视他们的言论，也不必非要改变他们的态度。这是因为：一方面，相比适龄儿童家长，他们并非此次活动的主要利益相关者，基本上不直接参与强化免疫活动中；另一方面，相比主流媒体记者，他们的影响力也是有限的，大部分人仅活跃于网络舆论场中的某些网络言论集散域，能影响到的受众也是很少一部分人群。其实大部分儿童家长并不知道此次活动中的舆论领袖为何人，甚至可能到强化免疫活动结束也不知道他们是质疑风波的始作俑者，且这些舆论领袖的个人博客原本也只是被少部分固定的粉丝或亲朋所关注，如果没有外力作用，其言论在浩如烟海的网络舆论场中影响力微乎其微。但是，当他们的博客突然被政府关闭、当某人被卫生部部长秘密接见，他们也就成了某种意义的"神话"（myth）、身价陡增，于是招致更多人，尤其是新闻记者好奇围观，想要了解他们到底说了什么、为何政府对此格外敏感和在意。无形中，加剧了其言论的扩散度和影响力，也助长了舆论领袖借机炒作自己的意图，效果很可能适得其反。

第五，反馈。

反馈是风险沟通传播主体容易忽视的重要环节，却恰恰是优化风险沟通效果、体现沟通双向互动性质的关键环节。在此次强化免疫活动中，卫生部非常重视反馈，从 9 月 7 日至 9 月 30 日，借助外脑每日监测研判舆情、科学评估舆论反馈，并继而有针对性地调整整个活动风险沟通的信息及方式，这一经验值得汲取和发扬。

乙肝疫苗风波：
媒介化现实中的疫苗安全

乙肝的全称为慢性乙型肝炎，是指乙肝病毒检测为阳性，病程超过半年或发病日期不明确而临床有慢性肝炎表现者。乙肝在全身各系统均可发生并发症，包括肝源性糖尿病、肝炎后高胆红素血症、肝硬化等。我国现有 9300 万慢性乙肝感染者，在肝硬化和肝细胞癌患者中，由乙肝引发的比例分别高达 60% 和 80%。我国乙肝高发的主要原因是家族性传播，其中以母婴垂直传播为主，30%~50% 的感染者因母婴传染而感染。胎儿、新生儿一旦感染乙肝病毒，就有90%~95% 会成为慢性病毒携带者。

接种乙肝疫苗是预防乙肝感染的最有效方法。我国从 1992 年 1 月 1 日开始实施新生儿接种乙肝疫苗政策（自费）；自 2002 年 1 月 1 日起又将乙肝疫苗纳入计划免疫；从 2005 年 6 月 1 日起，新生儿乙肝疫苗完全免费。根据 2015 年卫生统计年鉴数据，自我国儿童接种乙肝疫苗以后，病毒性肝炎的发病率从 1982 年的 8%~15% 降低至2015 年的 1% 以下。

2013 年 12 月中旬，媒体集中报道湖南、广东、四川等地发生婴儿在接种乙型肝炎（简称乙肝）疫苗后死亡事件。国家卫生和计划生育委员会（简称国家卫生计生委)、国家食品药品监督管理总局(简称国家食品药品监管总局)联合介入应对,及时回应关切,有力引导舆论,事件于 2014 年初趋于平息。

根据国家卫生计生委和国家食品药品监管总局公布的结果,乙肝疫苗经检测质量合格,死亡病例与接种疫苗无关。此事件对免疫规划工作造成严重的负面影响,国家卫生计生委对部分省份开展的监测显示,事件发生后乙肝疫苗日接种剂次下降了近 20%,其他免疫规划疫苗的日接种剂次下降 10%;公众信任度调查结果显示,乙肝疫苗事件发生后,仅有 45% 的公众相信国产疫苗安全,约 50% 的儿童家长对预防接种持犹豫态度或表示不愿意接种。有鉴于此,有必要在梳理舆情发展基础上,认真分析并深刻总结事件的原因和反映的问题,提出进一步对策和建议。

乙肝疫苗风波的舆情分析

清华大学国际传播研究中心舆情监测显示,从 2013 年 12 月 12 日至 2014 年 1 月 19 日,共有涉及乙肝疫苗事件的相关新闻 15 529 篇(含新闻网站转载),论坛主帖 5034 则,博客文章 947 篇,微博主帖 32 566 条(不含其他博友评论和互动讨论)。

根据监测结果,生成了与乙肝疫苗事件相关的舆论关注走势图(图 16),其中下面的曲线表示媒体关注度变化,上面的曲线表示网络关注度变化(整合论坛、博客和微博)。

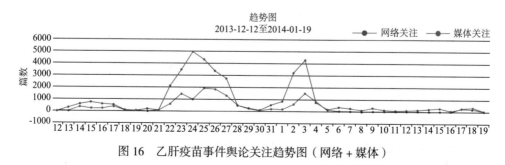

图 16　乙肝疫苗事件舆论关注趋势图(网络 + 媒体)

在整个事件的发展过程中,共形成了两个舆论高峰,但出现峰值时间略有不同，网络关注度峰值出现在 2013 年 12 月 24 日和 2014 年 1 月 3 日，媒体则出现在 2013 年 12 月 25 日和 2014 年 1 月 3 日。从舆论高峰出现时间来看，与两委局的媒体通气会召开时间相契合，说明政府发声显著影响了舆论关注度。

从舆论关注趋势来看，网络关注走势与媒体关注走势基本相似，就舆情具体发展而言，媒体报道议题对网络议题呈现出较强的议程设置效果。

自乙肝疫苗事件发生后，根据舆论焦点和议题分布的不同，将整个舆论发展的进程划分为三个阶段：酝酿发酵期、全面爆发期、干预应对期，具体如图 17 所示。

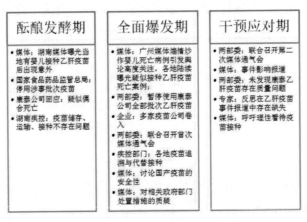

图 17　乙肝疫苗事件舆情发展脉络

酝酿发酵期：2013 年 12 月 11 日~12 月 19 日

关键词：乙肝疫苗、婴儿死亡、湖南、康泰、不良反应、叫停

1. 媒体：湖南媒体曝光当地有婴儿接种乙肝疫苗后出现意外

2013 年 12 月 11 日晚 18 点 39 分，湖南经视报道《3 名婴儿注射乙肝疫苗后出意外》称，湖南衡阳常宁市、衡山县、常德汉寿县 3 名婴儿在接种乙肝疫苗后出现严重不良反应，其中，常宁市、衡山县两名婴儿已经不幸死亡，常德汉寿接种疫苗的婴儿还在重症监护室抢救。三名婴儿所接种疫苗的生产厂家，均为深圳康泰生物制品股份有限公司（简称康泰公司）。12 日，《长沙晚报》发表《三名婴儿注射乙肝疫苗后 2 名死亡　事发衡阳常德》《三名婴儿注射乙肝疫苗后出意外》两篇报道，被人民网、新华网、中国新闻网、腾讯网等转载。

12 月 19 日，广东、四川又分别报告 1 例疑似接种乙肝疫苗后死亡病例。

该阶段的媒体报道并未引发强烈关注。根据全国卫生热线12320的监测，此阶段的公众咨询电话未发生大的变化。

2. 国家食品药品监管总局：停用涉事两批次疫苗

12月13日下午，国家食品药品监管总局以《关于暂停深圳康泰生物制品股份有限公司部分批号重组乙型肝炎疫苗（酿酒酵母）使用的通知》为题发布通告：为控制用药风险，决定暂停深圳康泰生物制品股份有限公司批号为C201207088和C201207090的重组乙型肝炎疫苗（酿酒酵母）使用。舆情也未引发轩然大波。

同日，国家卫生计生委和国家食品药品监管总局联合派出专家赴湖南衡阳、常德指导当地开展现场调查。

3. 康泰公司回应：疑似偶合死亡

针对媒体曝光有婴儿在接种康泰公司乙肝疫苗后死亡事件，康泰公司于12月16日晚发布通稿称，这起事件疑似为偶合死亡事件。

通报称，批号为C201207088、C201207090重组乙肝疫苗（酿酒酵母）的生产、储存、运输等环节按照《重组乙型肝炎疫苗（酿酒酵母）制造及检定规程（YBS01472011）》进行生产和检验，符合国家相关规定和GMP要求。深圳市药品监督管理局也曾通报称，尚未发现上述批次产品生产过程中有违反药品GMP及不按照质量标准进行全项检验的行为。基于此，认为这起事件疑似偶合死亡事件。

康泰公司的这一回应，使媒体关注度在酝酿发酵期达到顶峰，其中《21世纪经济报道》刊文《两婴之死：乙肝疫苗生产商康泰生物称"疑似偶合死亡"》以及《京华时报》报道《两婴儿打疫苗后死亡企业称死因是偶合症》转载量较大。

4. 湖南省疾控中心：疫苗储存、运输、接种不存在问题

在媒体12月11日曝光湖南3名婴儿注射乙肝疫苗出现意外后，湖南省卫生厅、疾控中心于12月12日先后派出三批疾控、临床专家赴现场调查，调查内容包括病例疫苗接种、发病和救治等相关信息，疫苗来源、储存运输、冷链温度监测、疫苗出入库登记，接种单位及接种人员资质、接种操作过程等。

12月16日，湖南省疾控中心对外透露，经初步调查显示，涉事疫苗在运输、接种操作等方面符合相关要求。该消息发布后，新华网发表《疫苗安全如何保证？——湖南"疫苗事件"追踪》。中国新闻网发表《湖南调查婴儿异常反应疫苗：

接种操作等符合要求》，对初步调查结果进行报道。

全面爆发期：2013 年 12 月 20 日~2014 年 1 月 2 日

关键词：深圳、婴儿死亡、全部批次、致死、国产疫苗、通气会、疫苗合格、
接种下降

此期间引发了更多媒体和公众的集中、高度关注。此阶段，在卫生和药监相关部门紧锣密鼓开展调查的同时，由于疫苗检测结果、病例诊断结果未知，致使媒体和公众对疫苗停用原因不断进行猜测，各方质疑不断。

1. 媒体：广州媒体煽情炒作报道婴儿死亡病例引发舆论高度关注，各地陆续曝光疑似接种乙肝疫苗死亡案例

12 月 21 日凌晨，深圳卫生计生委发布《深圳龙岗区一名疑似预防接种死亡病例的通报》，称 19 日接到深圳市疾控中心报告，龙岗区南湾人民医院产科有一例新生儿死亡病例，患儿死亡前曾接种过深圳康泰生物制品有限公司生产的疫苗，家长怀疑其孩子突发死亡与本次接种疫苗有关。19 日下午，已通知深圳各区暂停接种康泰公司生产的该批号乙肝疫苗。

再度出现的婴儿死亡病例报道促使相关舆情在 12 月 22 日强力反弹，媒体煽情地炒作，婴儿出生后评级为优、接种疫苗后新生儿 68 分钟死亡、多名婴儿注射同一公司疫苗死亡等细节，加之此前两委局本着生命至上的原则，暂停所有康泰公司的乙肝疫苗，舆情开始全面爆发。尔后"涟漪效应"显现，各地媒体削尖脑袋寻找"下一个受害者"，广东、四川、浙江、湖北、湖南、山东、宁夏、甘肃、海南和安徽等地陆续有媒体曝光疑似接种乙肝疫苗死亡案例。

事件经媒体报道升级扩大。12 月 22 日《广州日报》的《接种康泰乙肝疫苗后 新生儿 68 分钟死亡》、新华网的《中国网事：三问深圳"新生儿接种疫苗后死亡"事件》，12 月 23 日《新京报》的《湘粤川 4 婴儿注射乙肝疫苗后死亡》以及人民网的《7 名婴儿接种乙肝疫苗后死亡　1 例与接种无关 6 例待查》转载量较大，成为主要推动者。

2. 政府：暂停使用康泰公司全部批次乙肝疫苗

本着生命至上的原则，12 月 20 日，国家卫生计生委、国家食品药品监管总

局联合发布通知，表示在婴儿接种乙肝疫苗死因尚未调查清楚前，为了保护儿童健康，确保预防接种安全，决定暂停使用康泰公司生产的全部批次重组乙型肝炎疫苗（酿酒酵母）产品，并深入调查婴儿死亡原因，进一步对药品生产企业进行检查，对疫苗质量进行检验。

12月20日，两部委决定暂停使用康泰公司的全部批次重组乙肝疫苗产品，次日该事件被媒体广泛转载，但关注度不及12月17日水平（图18）。

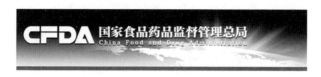

图 18　停用乙肝疫苗通知

3. 企业：多家疫苗公司卷入

随着媒体继续报道"受害者"，除康泰生物外，又有其他疫苗生产企业被卷入，事件进一步扩大。

12月23日，《京华时报》发文《川鄂又现两婴打乙肝疫苗后死亡》曝光四川眉山、湖北鄂州两例婴儿注射乙肝疫苗死亡事件的同时透露，这两起事件注射的乙肝疫苗来自天坛生物；12月25日，浙江在线《永嘉一家长称：打完乙肝疫苗第二天，宝宝就不行了》文章曝光的疫苗厂商则是大连汉信。

4. 政府：联合召开首次媒体通气会

12月24日，国家卫生计生委、国家食品药品监管总局联合召开媒体通气会，就深圳康泰生产的乙肝疫苗疑似引起异常反应事件通报，介绍相关工作进展，回应公众关心问题。

发布会表示，目前检查人员正在对企业生产行为是否规范、疫苗产品是否存在质量的问题进行深入调查。此外，已经掌握和控制了销售至27个省（区、市）的所有批次康泰乙肝疫苗，被暂控产品的后续处理问题将根据现场检查和最终调查结果决定。

在两部委首次召开媒体通气会当日，媒体关注度即达到了峰值，开始对发布会的内容进行报道和转载。其中 12 月 25 日《新京报》的《"接种 13 年死亡 188 例　疫苗全合格"》一文被包括新华网在内的各大媒体转载，中国新闻网的《深圳康泰乙肝疫苗流向 27 省份　全部批次已被控制》也受到关注。中国疾控免疫规划中心专家在会上答疑并接受央视采访，成为重要信源。

12 月 27 日，国家卫生计生委和国家食品药品监管总局正式向世界卫生组织（WHO）通报了近日在我国发生的疑似乙肝疫苗预防接种异常反应的有关情况，并邀请 WHO 专家参加相关调查分析等工作。

5. 疾控部门：各地疫苗追溯与代替接种

在国家卫生计生委和国家食品药品监管总局发布通知暂停使用康泰公司所有批次乙肝疫苗后，各地纷纷采取措施，对已流入的疫苗进行追溯，各地封存"问题"疫苗、采购替代疫苗的报道成为重点。典型报道如：《北京全面叫停深圳康泰乙肝疫苗》《山西省疾控中心就地封存康泰乙肝疫苗 671764 支》《南京市疾控中心：乙肝疫苗可正常接种》《厦门市上周末已紧急调运采购二类乙肝疫苗》等。

此外，12 月 29 日，中国疾控中心主任王宇接受中央电视台"面对面"采访（《疫苗之惑》），对乙肝疫苗接种相关情况进行了介绍。

6. 媒体：讨论国产疫苗安全性

在其他国产疫苗厂家卷入乙肝疫苗事件后，某疾控中心工作人员在接受记者采访时的一句"如果现在要打就打进口的疫苗"，让公众对国产疫苗的安全性产生了质疑。对此，国家食品药品监管总局药化监管司司长李国庆表示，"目前国产疫苗质量标准不低于发达国家，有些指标还是领先的"。

《贵州都市报》评论《让"国产"站起来》称"要打就打进口疫苗"可以倒推出两个原因：第一，进口疫苗比国产疫苗优质；第二，进口疫苗才是安全的。文章认为，国产货被打败，与监管不得力、国家标准低、企业创新不足有关，建议提高疫苗标准并严格管理。

针对有人质疑国产疫苗安全的问题，《人民日报》12 月 25 日刊发评论文章《守住国产疫苗的安全"红线"》指出，无论是生产企业还是药监部门，都必须以"敬畏生命"为信条，只有牢牢守住了安全这条"红线"，才能保住公众对国产疫苗的信任。

7. 媒体：对相关政府部门处置措施的质疑

在乙肝疫苗事件发展过程中，虽然相关监管部门已相继采取举措进行处置，但依然有评论对政府的处置措施存在质疑。

《新京报》社论《婴儿注射疫苗死亡，真相究竟如何》称，问题疫苗出现之后，相关部门在应急反应上似乎也有待改进。有消息说，我国已建立疫苗不良反应监测系统，可是在最初有孩子注射疫苗死亡后，该监测系统为何未及时做出反应，卫生部门为何没有紧急发出通报，要求各地暂时停用相关品牌疫苗，以至于后来又连续发生两起婴儿死亡悲剧。

新华网评《"疫苗致死"案需要一个负责任的交代》认为，当前疫苗安全已然成为公众最关心、最直接、最现实的利益问题之一，面对"问题疫苗"，监管部门调查处理仍需更加透明、开放、及时，给公众一个负责任的交代。

《新华日报》评论《问题疫苗，权威消息怎能"挤牙膏"》则直接将矛头指向监管缺失。文章认为，到目前为止，公众普遍关心的疑似病例数量、应急机制启动滞后、叫停等处理措施迟缓等问题仍未见回音，如此种种，究竟是职能的缺位还是缺乏应有的作为，抑或是对公众知情权的漠视，社会需要一个答案。

此外，亦有媒体将此事件的发生与现行疫苗制度相联系，《南方都市报》社论《乙肝疫苗阴云：疫苗制度改革无法延息》认为从生产、流通、招标采购到监管，每个环节都亟待改革。表示在这样一种现状之下，即使事后证明婴儿的死亡或者与疫苗无关或者属于无法避免的"偶合反应"，又有谁能够心安理得地称国产疫苗总体上、基本上是安全的呢？显而易见，侥幸不是安全。

干预应对期：2014 年 1 月 3 日~1 月 19 日

关键词：疫苗合格、通气会、与接种疫苗无关、恢复信心、反思

1. 政府：联合召开第二次媒体通气会

2014 年 1 月 3 日，国家卫生计生委、国家食品药品监管总局联合通报乙肝疫苗问题有关调查进展情况：根据检验结果和数据回顾情况分析，未发现康泰公

司生产的乙肝疫苗存在质量问题；疑似因接种致死病例中，9 例已明确诊断与接种疫苗无关，其他 8 例初步诊断也与接种疫苗无关（图 19）。

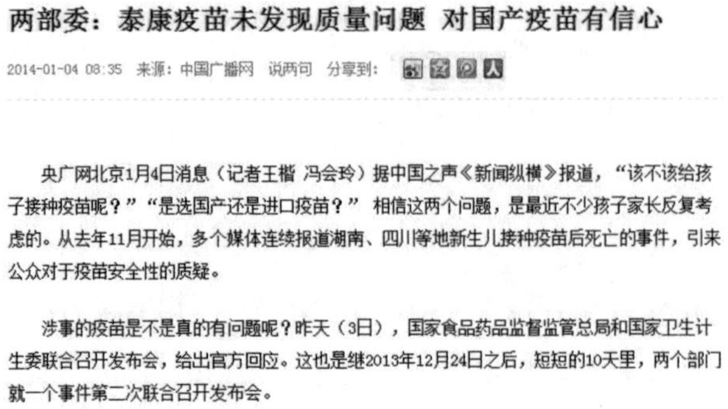

两部委：泰康疫苗未发现质量问题 对国产疫苗有信心

2014-01-04 08:35 来源：中国广播网 说两句 分享到： 🔲 🔲 🔲 人

央广网北京1月4日消息（记者王楷 冯会玲）据中国之声《新闻纵横》报道，"该不该给孩子接种疫苗呢？""是选国产还是进口疫苗？"相信这两个问题，是最近不少孩子家长反复考虑的。从去年11月开始，多个媒体连续报道湖南、四川等地新生儿接种疫苗后死亡的事件，引来公众对于疫苗安全性的质疑。

涉事的疫苗是不是真的有问题呢？昨天（3日），国家食品药品监督管理总局和国家卫生计生委联合召开发布会，给出官方回应。这也是继2013年12月24日之后，短短的10天里，两个部门就一个事件第二次联合召开发布会。

图 19　中国广播网对 1 月 3 日通气会的报道

会后中国疾控中心主任王宇接受追访时表示，卫生部门考虑建立定期向公众公开疫苗异常反应数据的制度，也受到了媒体的关注。财新网发表《疾控中心：或定期公布疫苗异常反应数据》等。

1 月 3 日通气会后，舆论关注度迅速回落。

2. 媒体：事件影响报道

对事件影响报道方面，媒体主要有两个报道视角，一是对疫苗产业的关注，二是对乙肝疫苗事件对新生儿疫苗接种率造成的影响。

前者的报道包括对国内预防性疫苗企业销量、市场占有率、企业情况及此事对中国疫苗企业及产业影响的报道，以深度报道为主，以行业媒体报道居多。如《中国证券报》的《乙肝疫苗 8 亿蛋糕引 A 股公司"垂涎"》提到乙肝疫苗四分之一的市场亟待填补，多家上市药企"蠢蠢欲动"。《红周刊》的《"黑天鹅"再袭生物疫苗行业》则认为市场的重新划分是必然趋势。

1 月 9 日，《人民日报》刊文《"疫苗恐慌"代价大　婴幼儿乙肝感染率或出现回潮》称，国家卫生计生委对 10 个省份开展的监测显示，2013 年 12 月乙肝疫苗的接种率下降了 30%，其他种类的国家免疫规划疫苗接种率下降了 15%。首都医科大学附属北京友谊医院肝病中心主任贾继东表示，"如果乙肝疫苗接种率持续降低，中国婴幼儿的乙肝感染率也可能出现回潮"。

3. 政府：未发现康泰乙肝疫苗存在质量问题

2014 年 1 月 17 日，国家卫生计生委、国家食品药品监管总局发布乙肝疫苗问题调查结果通报，表示中国食品药品检定研究院对康泰疫苗 6 个批次样品检测的结果显示，全部检验项目均符合企业注册标准和国家药典标准。经与批签发数据对比，该 6 个批次样品检验结果与同批次产品批签发结果一致，说明产品质量稳定。对各地报告的 18 例疑似接种康泰疫苗出现异常反应病例的调查诊断结果显示，17 例死亡病例已明确与接种疫苗无关，1 名重症康复出院病例不排除疫苗引起的异常反应。

同日，国家卫生计生委和国家食品药品监管总局联合下发通知，恢复深圳康泰生物制品股份有限公司重组乙型肝炎疫苗（酿酒酵母）的使用。

4. 专家：反思在乙肝疫苗事件报道中存在的缺失

继通报康泰疫苗未发现有质量问题之后，专家开始从媒体角度进行反思，思考媒体在乙肝疫苗事件报道中存在的缺失。

1 月 6 日钟凯在新浪专栏刊文《乙肝疫苗事件真值得报道吗？》指出，媒体在对本次事件进行报道的过程中出现了与食品安全报道高度一致的逻辑错误，即从质疑一个产品到质疑一个品牌甚至一个行业。它们的共性在于，某一产品与某一健康影响存在明显相关性，于是有些媒体武断地将之演绎成为"因果关系"，而其他媒体毫无顾忌地转载，根本不去核实其真实性和可靠性。

1 月 23 日，云无心在人民网发表评论《人民网评：乙肝疫苗"乌龙"事件的反思》认为，如果没有明确的医学鉴定，仅仅因为此前接种了疫苗就把死因归结于它，记者和媒体的科学素养只能是不及格。

5. 媒体：呼吁理性看待疫苗接种

在该阶段，提出应该科学看待疫苗接种的正面评论以及疫苗接种的科普性文章逐渐增多，其中大多数是在 1 月 3 日通气会后涌现的。

《科技日报》的《如果没有疫苗　世界将会怎样》强调："疫苗是人类在医学领域里最伟大的发明，每一种新疫苗的诞生都是人类战胜一种传染病的伟大胜利！"并对乙肝疫苗的接种进行了科普。

《环球时报》的社评《疫苗事件，部委通报比舆论联想可信》则指出："就这一起疫苗事件的应对而言，政府主管部门不可谓不重视，反应不可谓不迅疾，态度不可谓不真诚。"媒体有义务去提醒公众避免不必要的恐慌，尽可能呈现事情的客观面貌。

《南方都市报》的社论《公开异常反应信息，重建疫苗社会信任》中写道，"此次，中国疾控中心的态度实际上非常值得玩味，一方面，发布会明确了疫苗本身的安全性，甚至基本排除了'偶合'现象的存在，但另一方面，疾控中心又表示也许将在今后定期向公众公布疫苗异常反应数据，并且形成一个制度。这表明中国的疫苗监管机构意识到，过去的封闭管理模式已经无法确保公众对监管机构的信任，尤其是在监管机构与执行机构存在重叠的情况下，公众的质疑理由几乎永恒存在"。

应对措施

酝酿发酵期

1. 建立联动机制和开展联合调查

乙肝疫苗事件发生后，国家卫生计生委和国家食品药品监管总局沟通信息，建立沟通协调机制，主要领导组织分析研判形势，研究部署应对策略，各有关部门实施有关应对措施。2013 年 12 月 13 日介绍湖南省报告后，当日即联合派出专家组赴湖南省开展调查工作，了解疫苗储存运输和接种流程等环节，指导当地采取应对措施。

2. 暂停康泰公司两批次乙肝疫苗

在媒体曝光湖南出现两例接种康泰公司乙肝疫苗死亡病例后，国家食品药品监管总局于 12 月 13 日晚下发通知，表示为控制风险，决定暂停深圳康泰生物制品股份有限公司批号为 C201207088 和 C201207090 的重组乙型肝炎疫苗（酿酒酵母）使用，并同时要求有疫苗流入的湖南、广东、贵州三地食药监局立即通知辖区内的有关单位暂停使用。

全面爆发期

1. 暂停所有批次康泰公司生产乙肝疫苗

12月19日，四川省和广东省各报告1例疑似接种乙肝疫苗后婴儿死亡病例。当晚国家食品药品监管总局和国家卫生计生委联合发文通知，从12月20日起，全面暂停康泰公司生产的所有批次乙肝疫苗，要求各地做好疫苗追溯和替代工作。12月21日，国家食品药品监管总局检查组进驻深圳康泰公司进行调查，对原辅料、生产过程、生产环节和质量控制进行检查，并对当地疾控机构库存产品进行抽样检验。

2. 追溯疫苗流向

暂停全部批次康泰公司乙肝疫苗后，12月20日中国疾控中心向各省了解康泰公司和其他公司乙肝疫苗库存和使用情况，全面追溯康泰公司乙肝疫苗的流向。同时，向有关公司了解乙肝疫苗批签发和供货现况，随时向疫苗短缺省份提供疫苗调剂相关信息。中国疾控中心还及时组织专家论证，下发通知，明确在常规免疫中乙肝疫苗替代使用等有关要求。

3. 联合召开第一次媒体通气会

12月24日，国家食品药品监管总局和国家卫生计生委召开第一次乙肝疫苗事件媒体通气会。国家食品药品监管总局药化监管司李国庆司长通报对康泰公司生产乙肝疫苗抽样和检验工作进展，国家卫生计生委疾控局雷正龙副局长介绍病例调查、疫苗追溯和接种监测等工作进展，其他专家对我国预防接种异常反应监测系统的建立、数据利用、疫苗质量保证、乙肝疫苗免疫程序等问题进行解答。

4. 分析诊断病例

12月21日和12月31日组织多学科多专业国家级专家与省级调查诊断专家，对病例逐一会诊分析，围绕引起疑似预防接种异常反应的五个方面因素进行深入细致调查，并指导相关省份对死亡病例进行科学、公正、慎重地诊断。

5. 通报世界卫生组织

12月26日和12月27日国家卫生计生委和国家食品药品监管总局分别向世界卫生组织（WHO）驻华代表处通报了我国发生的疑似乙肝疫苗预防接种异常反应的有关情况，并与WHO专家交换意见。12月31日国家食品药品监管总局邀请 WHO 专家调查乙肝疫苗,审查乙肝疫苗生产、质量控制和检验等各个环节。

6. 开展舆情监测和媒体沟通活动

事件发生期间,中国疾控中心每天开展舆情监测,分析舆情。制定详细宣传计划,通过电视、网站和新媒体等方式,一方面针对公众关注的问题解疑释惑,另一方面加大了向公众普及科学知识的力度。12 月 24 日在中央电视台"新闻 1+1"节目中国家卫生计生委疾控局有关负责人介绍病例诊断进展,免疫规划中心专家介绍预防接种异常反应监测,12 月 29 日,中国疾控中心王宇主任接受中央电视台"面对面"栏目采访。12 月 30 日,国家卫生计生委召开媒体专家咨询会,研究媒体沟通策略。

干预应对期

1. 联合召开第 2 次联合媒体通气会

2014 年 1 月 3 日,国家食品药品监管总局和国家卫生计生委联合召开第 2 次乙肝疫苗事件媒体通气会。国家食品药品监管总局通报,现场检查康泰公司,未发现该企业在乙肝疫苗生产和质量控制过程中有影响产品质量的问题,抽检的样品检查结果与同批次产品批签发结果对比,各项指标没有明显变化,产品质量稳定。国家卫生计生委通报 18 例病例的调查结果,除 1 例不排除疫苗引起的异常反应外,其余病例发生的异常反应与接种疫苗无关。

2. 开展接种和家长信任度监测

事件发生后,国家卫生计生委组织中国疾控中心开展乙肝疫苗和其他免疫规划疫苗接种情况监测,开展公众对预防接种安全信任度的调查。疫苗接种情况监测在北京、天津、上海、广东、安徽、山东、福建、湖北、江西、广西等 10 省(直辖市、自治区)开展,2013 年 12 月底乙肝疫苗接种剂次比事件发生前减少 30%,其他疫苗减少约 15%(目前数据分析,当时乙肝疫苗周接种剂次下降约 18%,其他免疫规划疫苗周接种剂次下降约 10%)。公众信任度调查在河北、黑龙江、江苏、安徽、山东、河南、湖南、广东、甘肃、宁夏和新疆等 11 个省(自治区)开展,事件发生后,仅 45% 的儿童家长相信国产疫苗安全,约 50% 家长对预防接种持犹豫态度或表示不愿意接种。

3. 通报乙肝疫苗事件最终结果

2014 年 1 月 17 日，国家食品药品监管总局和国家卫生计生委在网站通报乙肝疫苗事件调查结果（表 5）。中国食品药品检定研究院对来自湖南和广东的 6 个批次乙肝疫苗样品进行了全部项目检验，所有检验项目均符合企业注册标准和国家药典标准。国家卫生计生委通报，18 例病例中，1 例重症已康复出院，该病例不排除疫苗引起的异常反应（过敏性休克可能性大），17 例死亡病例已明确与接种疫苗无关。同日，国家食品药品监管总局和国家卫生计生委联合下发通知，全面恢复使用康泰公司生产的乙肝疫苗。

表 5　乙肝疫苗事件疑似预防接种异常反应调查结果

分类	调查依据	调查结果
疫苗质量	国家食品药品监管总局通报检测质量正常	排除与疫苗质量有关
实施差错	经调查，疫苗储存和接种符合规范	排除与实施差错有关
心因性反应	婴幼儿	与心因性反应无关
异常反应	病例具有以下流行病学特征： 分布在不同县、区 由不同批号疫苗引起 临床表现无共性特征 死因构成与我国新生儿死因监测基线数据一致	1 例不排除过敏反应，其余均与异常反应无关
偶合症	与接种疫苗巧合发生，但并非由疫苗引起	17 例

4. 宣传我国乙肝防控成就

乙肝疫苗事件导致公众和儿童家长质疑疫苗和预防接种的安全，出现拒绝接种疫苗现象，对免疫规划工作造成很大冲击。为此，国家卫生计生委制定详细宣传计划，旨在宣传免疫规划成就和疫苗接种好处。2014 年 2 月 24 日，WHO 西太区主任申英秀向国家卫生计生委李斌主任颁奖，以表彰我国在儿童乙肝防控方面的成就。1~4 岁儿童乙肝病毒表面抗原（hepatitis B Virus surface antigen, HBsAg）携带率为 0.96%，与 1992 年的 9.67% 相比下降了 90%，实现了将 5 岁以下儿童慢性 HBV 感染率降至 2% 以下的目标。2 月 25~26 日，在主流媒体上，集中宣传我国乙肝防控和预防接种工作取得的成就，宣传疫苗接种的效果。

5. 加强免疫规划工作宣传

组织开展 4 月 25 日"全国儿童预防接种日"和 7 月 28 日"世界肝炎日"的相关宣传活动。创作多种宣传海报，组织编写《预防接种手册》和《媒体沟通手册》等材料，组织撰写一系列宣传免疫规划成就的科普文章。开展"媒体开放日"活动，组织十几家媒体记者前往北京市疾控中心了解免疫规划工作开展情况，参观疫苗冷链运输流程，并实地考察预防接种门诊；同时，召开了主流媒体记者座谈会，组织了专家访谈等节目。

乙肝疫苗事件对预防接种的负面影响

乙肝疫苗事件从 2013 年 12 月 11 日媒体开始报道，相关部门于 12 月 20 日全面暂停使用康泰公司生产的乙肝疫苗，2013 年 12 月 24 日和 2014 年 1 月 3 日举行媒体通气会，2014 年 1 月 17 日再次通报调查结果和恢复使用康泰公司乙肝疫苗，从事件发端、发酵到平息虽然仅有一个多月的时间，但对我国预防接种的发展影响深远。

乙肝疫苗事件对预防接种负面影响短期内难以消除。媒体报道乙肝疫苗事件后，导致公众对预防接种的信心下降，发生接种犹豫和不愿意接种现象，可能会使乙肝疫苗和国家其他免疫规划疫苗接种率降低，进一步引起局部地区疫苗针对传染病的爆发或流行。一些国家曾经发生过由于公众对预防接种信心的下降或拒绝接种使疫苗接种率降低，从而导致相应传染病流行。如 2003—2004 年尼日利亚北部地区抵制接种脊髓灰质炎（脊灰）疫苗，导致脊灰爆发，甚至传播到 20 个已实现无脊灰的国家，严重影响全球消灭脊灰进程。

我国曾是乙肝高流行国家。1992 年我国开始大规模接种乙肝疫苗，经过 10 多年不懈努力，1~4 岁儿童 HBsAg 携带率从 1992 年的 9.67% 下降到 2006 年的 0.96%，HBsAg 携带者减少了约 1900 万人。如果此事件持续影响公众接种乙肝疫苗信心，儿童家长拒绝接种乙肝疫苗，将致使 HBsAg 阳性母亲所生的新生儿不能阻断 HBV 传播，会继续成为 HBSAg 感染者或携带者。

理性思考：为何公众对风险的感受会出现严重偏差

我们认为，乙肝疫苗事件是一起典型的媒体事件，并非质量安全事件，也非公共卫生事件。理由如下：

第一，乙肝疫苗质量并未出现问题，企业规范生产，政府监管无疏漏。

第二，婴儿死亡病例与接种疫苗无关，非接种实施差错，也非严重不良反应，而是偶合事件。

第三，2013年乙肝疫苗的疑似不良反应报告率并未较往年明显偏高；从2000年到2013年12月，接种乙肝疫苗后死亡的疑似异常反应病例共上报188例，其中，最终确定为疫苗异常反应的18例，也在世界卫生组织（WHO）规定的正常范畴之内。

风险理论认为，风险是客观存在风险和主观感受风险的有机统一。上述三点表明，岁末年初的这起乙肝疫苗事件，客观存在的风险并没有发生变化，而是公众对风险的主观感受出现了严重偏差。为何会出现偏差？主要在于媒体的呈现构建了公众脑海中的"事实"。

媒体在报道乙肝疫苗事件时的突出问题，主要包括以下几点：

第一，媒体越权，"诊断"预防接种异常反应。原卫生部配合《疫苗流通和预防接种管理条例》组织制订的《预防接种工作规范》中明确指出，"与预防接种异常反应相关的诊断，应由县级以上预防接种异常反应诊断小组做出。任何医疗单位或个人均不得做出预防接种异常反应诊断"。换言之，在疑似异常反应并未经专家组诊断之前，媒体应是无权对其做出判定的。然而，事件的首发报道湖南经视的《3名婴儿注射乙肝疫苗后出意外》中，就已经定性，称湖南衡阳常宁市、衡山县、常德汉寿县3名婴儿在接种乙肝疫苗后出现严重不良反应；而后媒体群体性失范，越权舆论审判。

第二，用时间的先后逻辑代替真正的因果逻辑。婴儿注射疫苗后死亡，仅仅是时间的先后关联性，而并不是真正的因果关联性。判断疫苗跟病例是不是有关系、能不能定性为异常反应，不仅要遵守时间关联原则，还要遵守生物学合理性、关联特异性、关联强度和关联一致性四个更为重要的原则。然而，媒体却铺天盖地称疫苗致死、问题疫苗等，如百度百科专门建立了"乙肝疫苗致婴儿死亡事件"的百度词条，再如转载量较高的报道《"疫苗致死"增至7例 北京新生儿未用"叫停疫苗"》（北京晚报）、《问题疫苗流向27省 我省紧急核查康泰乙肝疫苗》等，有违科学理性精神。

第三，混淆疫苗质量安全和预防接种异常反应。疫苗异常反应是在疫苗质量合格和不存在接种实施差错的前提下，因为疫苗本身因素和受众者个体差异导致的现象，是概率性事件。从科学的角度，这是难以避免的；而媒体的炒作将之引向疫苗质量安全，甚至国产疫苗质量集体遭到质疑，舆论场充斥着抓坏人的声音，对我国生物制品产业和疫苗监管制度造成严重冲击。进而言之，预防接种异常反应也非"人祸"，媒体报道普遍采用质疑框架，对公众形成误导。

第四，主流媒体"非主流化"，争抢第一时间、忽略科学理性。此次事件中，新华社、新华网、人民网等主流媒体大量转发商业媒体的报道，甚至自发的报道也与商业媒体的立场一致，起到推波助澜作用。比如《新华社三问"问题疫苗"：如何避免此类悲剧》中写道：为何要等到第四起悲剧发生后才对"疑似问题疫苗"全面叫停？公众对"疫苗不良反应"有多少知情权？如何填补"问题疫苗"退出后的缺口？这几个问题都成为媒体热议的话题。另外2013年12月23日的评论《新华网评："疫苗致死"案需要一个负责任的交代》直接在政府部门未给出调查结论前将疫苗定性为"问题疫苗"，还指出"地方和国家相关部门的反应不可谓不迅速，但17日再次发生的悲剧，说明这些努力产生的纠错效果十分有限"。此类报道都得到了大量的转载。

"疫苗之殇"：
被反复征用的催泪炸弹

第一类疫苗，是指政府免费向公民提供，公民应当依照政府的规定受种的疫苗，包括国家免疫规划确定的疫苗，省、自治区、直辖市人民政府在执行国家免疫规划时增加的疫苗，以及县级以上人民政府或者其卫生主管部门组织的应急接种或者群体性预防接种所使用的疫苗。第二类疫苗，是指由公民自费并且自愿受种的其他疫苗。

我国国家免疫规划（第一类疫苗）共有 14 种疫苗，可以预防 15 种疾病，其中儿童接种的 11 种疫苗，可预防 12 种传染性疾病，包括乙肝、脊髓灰质炎、麻疹、风疹、流行性腮腺炎、白喉、破伤风、百日咳、甲肝、乙脑、流行性脑脊髓膜炎和结核病。

2013 年 6 月 23 日，《南方都市报》刊发文章《疫苗之殇》（图 20），对数十名疫苗严重不良反应的儿童及我国疫苗当前存在的问题予以点评。文中以图文的方式，列举了多名疫苗严重不良反应儿童的现状，并对我国疫苗体系的现状做如下点评：生产机制落后，使用的仍是 30 年前的技术；科研机制急功近利，免疫学人才留不住；一类疫苗生产被国有企业垄断，缺乏促进机制；疫苗冷链保存中存隐患，疫苗有变质风险；疫苗接种和不良反应鉴定均由疾控中心负责，鉴定困难；疫苗异常反应补救机制滞后，受害者难以得到补偿。文章报道后，引起轩然大波。

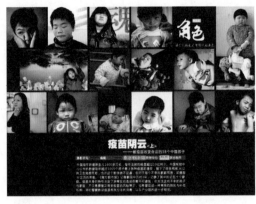

图20 《疫苗之殇》报道

《疫苗之殇》报道节选：

据统计，中国每年疫苗预防接种达10亿剂次。这是个惊人的数字，即使按照中国疾控中心主任王宇公布的疫苗不良反应概率是百万分之一到二，那也意味着每年要有超过1000个孩子患上各种疫苗后遗症，留下终身残疾。从公共卫生的角度来看，也许这个数字微不足道，但对于每个不幸的家庭而言，却是百分之百的苦难。南都记者历时三年，采访记录了其中的近五十个家庭。疫苗本身的特性决定了目前不存在百分之百安全的疫苗，但关注这些不幸的孩子与家庭，不仅是要普及有关疫苗的风险常识，也希望促成一种常规的救助与补偿机制，同时警醒敦促疫苗相关立法的完善，以及产业链的进一步规范。

有关疫苗质量与安全性的描述

中国有近40家疫苗生产企业，能生产预防27种疾病的46种疫苗，是全球最大的疫苗消费国，但还远远称不上强国，盖因我国开发的品种大多为单价疫苗、减毒活疫苗等传统疫苗品种，而国外上市的疫苗多以联苗、灭活等新型疫苗为主。国产疫苗在产能和关键技术上与国际先进水平相比仍有巨大的差距。

山西省疾控中心信息管理科前科长陈涛安介绍："所谓疫苗质量

是指疫苗的安全性和稳定性，而我们的很多疫苗还在使用西方国家已经淘汰了很多年的技术。国内的一类疫苗市场基本被六大生物制品研究所和北京天坛生物所属的中国生物技术集团公司垄断。这些研究所原本都是政府直属的研究机构，1987年市场化以后成为国有企业，但还是有很强的官方色彩。每年的招投标就是这六大研究所和卫生部、疾控中心的领导坐下来开个会，定下价格，按订单生产。其目的就是实现统一价格，分片而治，避免在内部出现价格和质量的竞争，所以根本谈不上优胜劣汰。"

有关疫苗异常反应鉴定机构的描述

比鉴定结论争议更大的是鉴定机制的设计。2008年12月1日起，《预防接种异常反应鉴定办法》开始实施，办法明确规定：如遇疑似异常反应，应由疾病预防控制机构组织专家进行调查诊断；有争议时，可向市级医学会申请进行预防接种异常反应鉴定；再有争议，可向省级医学会申请鉴定。

疾病预防控制机构本身承担了大量的预防接种工作，由他们来牵头成立专家组，无异于让其既做"运动员"，又做"裁判员"。成立独立的第三方调查机构当然是完美的设想，但却不现实。

有关出现异常反应补偿的描述

疫苗受害者家庭要拿到对自己有利的鉴定尚且如此困难，要拿到赔偿更是难上加难。现有法律、法规或语焉不详或有失公平，政府和个人都难称满意。如何让疫苗不良反应受害者走出"大闹大解决，小闹小解决，不闹不解决"的怪圈，成为目前亟待解决的问题。

很多人并不清楚，预防接种的伤害实际上是个人在为疫苗的巨大社会效益埋单。比如脊髓灰质炎疫苗（糖丸）——脊髓灰质炎在世界上基本消失的时候，个体基本没有感染该病毒的风险，但是如果人人都拒绝接种，则脊髓灰质炎又可能会传播开来。因此，根据谁受益谁担责的原则，对公共人群的免疫伤害进行国家赔偿是政府应尽的责任。这一点，美国的经验可供借鉴。1988年10月，《美国国家疫苗伤害补偿计划》获得通过，传统的侵权行为赔偿需要首先通过诉讼划清责任，该计划则为针对疫苗伤害索赔特定的"无过错责任"体系，由政府部门负责实施。法案实施12年间，全美有1500多人得到11亿多美元的基金救济。

"疫苗之殇"报道分析

《疫苗之殇》首发于2013年6月23日的《南方都市报》。在文章刊发之初，便引发了公众的广泛讨论。从文章内容来看，之所以引发了公众的共鸣，不外乎以下几个原因：

第一，用讲故事的手法突出个体的悲剧。在新闻学中，将消息分为两类：一类是硬消息，即对事实进行陈述，通常使用的方法是"倒金字塔"形式；一类是软消息，用讲故事的手法陈述事实，"华尔街体"是最常用的手法，即在报道中先引入个体的故事，然后将个体的故事放置到更大的背景中去。硬新闻给记者发挥的余地不多，加之多是对事实的客观陈述，内容相对枯燥，虽然可能对受众产生的实际影响最大，但阅读性较弱，难以在受众群体中产生广泛的影响力。

软消息则不同，记者可以通过不同的叙事手法，增加消息的故事性、冲突性，来吸引受众的关注。特别是如果报道对象中出现弱势群体，如儿童、残疾人、妇女、老人等群体时，更能激发受众的阅读欲望和保护欲。如果报道的主题又是受众高度关注的，本来就存在一定信任危机的悲剧，则更容易创造出"传播的奇迹"，甚至引发一波热点事件。

《疫苗之殇》除了开篇对中国疫苗体系进行了宏观的描述外，选择了10个因严重不良反应产生疾患的儿童作为报道的主角，对他们的不幸遭遇进行了深刻的描述。

需要说明的是，这篇文章选择的多名儿童，的确都是因为发生严重不良反应而产生的疾患。但是，该文章对采访对象的选择，又采用了另外一个吸引受众关注的手法：注重个体，忽视整体。

第二，注重个体，忽视整体。在新闻报道中突出个体的遭遇，成为不少媒体吸引受众的重要手段。个体的出现，特别是弱势群体个体的出现，对受众有着天然的吸引力。

记者/编辑在采写新闻时，往往面临着两个重要的选择：一是是否报道，二是如何报道。当确定好了报道选题后，记者最重要的一项工作就是，选择报道的切入角度，决定如何对"事实"进行呈现。虽然新闻从出现之日起，就被视为是"对客观事实的呈现"，但随着社会的发展和对"新闻"本身认知的深入，却发现"对客观事实的呈现"这个朴素的要求，成为一种奢望。

并不是说记者在对现实进行报道时，会罔顾事实的存在，纯粹地捏造、编造假新闻，而是他们会用"取景框架"来选择最终通过媒体呈现的事实。记者通过"取景框架"来选择将要通过媒体呈现的事实，实际上就涉及了新闻学中的另一个重要问题——个体真实是否是真实的。

个体并不是独立存在的，而是整体的组成部分，并不能抛开整体单独讨论或呈现个体。如果一则报道中只讲个体，不交代背景，就很容易对受众的认知产生误导：个体事件的发生，从因果逻辑来看，有前因有后果；从时间顺序来看，有一个发展的过程；从具体的呈现来看，则有着特定的语境。如果抛开整体的因果逻辑、前后顺序和特定的语境，只交代个体，真实性将会大打折扣。

《疫苗之殇》的通篇文章，除了在最开始的地方交代了"中国每年疫苗预防接种达10亿剂次""每年要有超过1000个孩子患上各种疫苗后遗症，留下终身残疾"的大背景外，将取景框对准了因接种疫苗而产生严重不良反应的孩子身上。但同时，文章却没有对以下的全民性事实进行交代：中国各类传染性疾病的发病情况如何、死亡率是多少。开展疫苗接种后，使多少人免受了疾病的袭扰，避免了因病致伤、因病致残。

第三，用词煽情，情绪轰炸。新闻是对客观事实的呈现，这要求在新闻的写作中要多用动词、名词等中立性的词语，对发生的事实进行客观的描述，而不加入记者的任何具有感情色彩的描述性词汇。但是，那些能够引起受众广泛共鸣的报道，大多都存在另一个共性，即用词煽情。

2013年清明，夫妻俩回老家给孩子的坟立了块碑。那么小小的一个坟头，杂草已然快要没过人了。晶晶的坟就在奶奶坟的旁边，夫妻俩长跪不起，拜托老人家替他们照顾好自己还没成年的女儿。夕阳慢慢沉没到了坟地的尽头，暮色四合，坟地又恢复了有些恐怖的死寂。一阵风来，化为灰烬的纸钱飞舞而去，没留下一丝痕迹。

"小小的一个坟头""有些恐怖的死寂""化为灰烬的纸钱飞舞而去，没留下一丝痕迹"，这些用词和描述，向读者营造了一个悲凉的画面，呈现出了一个由于接种疫苗而产生不幸的家庭悲剧。

从采写的角度，《疫苗之殇》的报道中存在以下的问题：

第一，文章指出了我国疫苗体系中存在的某些问题，但整体观点片面。该篇文章中的部分观点，如疫苗冷链中存有安全隐患，疫苗异常反应补救机制滞后，这些观点一定程度上反映了我国在疫苗机制健全中的不足。但就整体而言，文章的立场、其他主要论据缺乏事实依据，脱离客观实际。如有关疫苗的技术使用，文中说使用的仍是 30 年前的技术。一方面，从我国的免疫规划事业的角度而言，一类疫苗全部由政府财政承担，结合我国疫苗使用基数的实际情况，低价、高效的疫苗是免疫规划事业的首选，这是我国疫苗使用的实际情况。另一方面，即使不是最新的疫苗技术，并不等于免疫规划中疫苗技术的不成熟，不意味着这些疫苗不产生效力，并不影响疫苗的整体安全可靠。再如对疫苗的概括，认为疫苗是"高风险"生物制品，但实际中疫苗极低的事故发生概率是否真的可以称得上"高风险"生物制品呢？文章看似以"呼吁不良反应补救机制"为核心观点，但站在批判疫苗使用的立场上，所得到的也是对疫苗事业的不公正判定。

第二，科普缺失，情感绑架，带来的公众恐慌和信任危机难以消除。文章中对疫苗不良反应儿童的报道、呼吁健全不良反应补救机制等无可厚非，但在没有科普整体免疫规划重要作用的前提下，讲述不良反应儿童的悲惨遭遇，对民众情感绑架，直接给普通民众一种"疫苗如此可怕，还要不要接种"的恐慌情绪，最终带来的是疫苗信任危机和免疫规划事业的巨大损失。一方面，疫苗等药品因其专业性，普通民众对此并不了解；另一方面，免疫规划等由国家主导，基数庞大，是疾病防控事业的"基础设施"。民众并不清楚知道，疫苗在预防人类整体疾病中所产生的重要作用，如果没有了疫苗，受害者将不再只是那十几个孩子。

第三，采访信源单一。在新闻报道中，所谓信源是指信息的来源，即记者从何人或何处获知的相关信息。记者的职业特性决定了他们所呈现的内容，都是通过对信源信息的组织、加工而最终形成的。这就涉及新闻报道中的另一个原则——平衡报道原则。平衡报道原则强调，为了能够尽量全面、理性地呈现客观现实，要求记者能够对参与某一事件的各方对象进行采访，在报道中不仅要反映一方的看法，还要反映多方的见解，并给当事各方以大致相同的关注，多角度、多维度地对事实进行呈现。在这篇报道中，存在一个明显的问题——采访信源单一：在有关疫苗质量与安全性的描述中，报道没有选择长期从事疫苗研究的学者、专家作为报道信源，而是仅采用了一个对疫苗没有深入研究、在疾控系统工作过的工作人员的信源。举报人既非疫苗研发专家，也非行业专家，却能够对疫苗的质量和安全性发表垄断性意见。此外，在这部分的报道中，还提到了疫苗在招标过程中存在的问题，但从平衡报道角度出发，既然文中提到了相关部门在招标过程中存在问题，记者就有必要就这些问题对相关部门的负责人进行采访，核实信息，了解更多的情况。

"疫苗之殇"伤了谁?

尽管随着科学的进步，疫苗的研发、生产工艺有了巨大的进步，但疫苗的药品属性，加之接种疫苗个体的特殊性，决定了它并非百分之百安全，会出现一定概率的不良反应。

虽然目前仍然无法百分之百确保疫苗不会出现不良反应，但不可否认的是，疫苗仍然是目前人类保护自身安全不受部分传染性疾病致病、致残甚至致死的最经济、最有效的手段。

我们既无法忽视疫苗本身存在的客观风险，也有必要理性看待疫苗和疫苗接种，不能"妖魔化"疫苗。

《疫苗之殇》的报道首发于 2013 年夏，它将镜头聚焦到了因接种疫苗而产生不良反应或致病，或致残，或致死的家庭上，向读者呈现了因接种疫苗发生不良反应的家庭悲剧。

不可否认，报道中出现的每一个案例都是真实存在的，但记者通过运用一些新闻采访与写作的技巧，向读者呈现了一个经过加工、选择之后的"现实图景"，而并非"现实的全景再现"。尤其重要的是，疫苗话题本身的敏感性和高关注度，加之这篇报道刊载的媒体在受众群体中具有较大的影响力，使得这篇文章在发表后，当即引发了广泛的关注。

但这篇文章产生的影响，却远不止于此。

本篇报道列举报道的儿童，均是官方认可的确系疫苗严重不良反应的案例，也是目前为止，最为集中描述发生疫苗不良反应儿童生活现状的报道，并已然成为我国疫苗"存在严重危害且无人管理"的现实案例代表。每当出现与疫苗有关的负面事件后，比如 2016 年的山东非法经营疫苗案中，《疫苗之殇》都会以各种形式，反复出现在各类媒体的报道中，成为抨击疫苗安全的"武器"，并形成了以下刻板印象存留于公众脑海中。

第一，国产疫苗的质量和安全性要低于国外疫苗。在有关疫苗质量与安全性的描述中，记者引用山西疾控中心信息管理科前科长的发言表示，"我们的很多疫苗还在使用西方国家已经淘汰了很多年的技术"，提示读者国产疫苗的质量和安全性要低于国外疫苗。于是乎，给读者留下了这样一种印象，要接种疫苗就要接种进口的，国产疫苗比不上进口疫苗。由此导致的一个后果是，公众普遍对国产疫苗的信任度有所降低。而每次媒体曝出有关疫苗的负面消息时，国产疫苗的安全性是否有保障也成为媒体和公众讨论的重点。

第二，接种疫苗风险大。《疫苗之殇》选择了确诊为疫苗不良反应致病、致残甚至是致死的家庭作为报道主题，向读者呈现了疫苗导致的不良反应究竟有多严重。通过对这些个体的描述，放大了疫苗不良反应的实际情况。《疫苗之殇》在开篇提到，"疫苗不良反应概率是百万分之一到二，那也意味着每年要有超过 1000 个孩子患上各种疫苗后遗症"，但这并不意味着，据此推断出的 1000 个发生疫苗不良反应的孩子都会出现报道个体中如此严重的不良反应。接种疫苗后常见的不良反应主要为局部红肿、硬结、发热，同时可能伴有全身不适、倦怠、食欲不振、乏力等综合症状，并非全部都如报道所呈现的那么严重。但这篇报道却放大了这种可能发生的风险，给公众造成一种错觉，认为疫苗的不良反应结果都是非常严重的。如此一来，产生的一种结果是，每当发生有关疫苗的负面事件后，这篇文章都被再次拿出来进行炒作，向受众强调接种疫苗的后果有多严重。最典型的案例，出现在2013年末乙肝疫苗事件中，公众由于恐惧接种疫苗带来的风险，而产生了严重的后果。中国疾控中心后来的调查显示，有将近30%的家长对预防接种产生了犹豫的心理，另外有20%左右的家长，不想带孩子去接种疫苗。

十年反复之后，公众对疫苗已经产生了刻板印象。尤其是《疫苗之殇》反复被媒体引用，产生的一个后果是，通过不断的强调，更加突出了疫苗的不安全性，使得媒体和公众为了不成为这"百万分之一"，而对疫苗接种持不信任态度或不再愿意接种疫苗。从长远来看，这种刻板印象的产生，非常不利于传染性疾病的防控，以乙肝为例，我国现有9300万慢性乙肝感染者，而高发的主要原因是家族性传播，其中有30%~50%的感染者是因母婴传染而感染，胎儿、新生儿一旦感染乙肝病毒，就有90%~95%会成为慢性病毒携带者。如果新生儿不接种乙肝疫苗，那他/她将很有可能终身成为乙肝慢性病毒的携带者。这对于每个家庭来说，无疑会是一个沉重的负担。

山东非法经营疫苗案：
疫苗陷入塔西佗陷阱了吗？

疫苗挑战性试验，是让疫苗接受温度、光照、振动、反复冰冻和融解，甚至氧化等各种苛刻的挑战，判断在什么条件范围内仍然能够保持合格，疫苗对环境有多大的适应能力。

为了保证疫苗的质量，对疫苗开展挑战性试验，贯穿于整个药品研发阶段和药品上市前及上市后研究。获批注册上市后，大部分疫苗每批出厂前，还要按《中国药典》进行37℃加速稳定性试验检测，即疫苗在出厂上市前，放置在37℃环境下一段时间（2天~4周不等），如果有效成分含量（如活菌数、病毒滴度或效价）下降值在可接受范围内，并且疫苗整体仍然合格，才能判定该疫苗是合格的产品。

根据不同疫苗的特性，疫苗接受37℃挑战的时间也有所不同。《中国药典》（三部2015版）对疫苗37℃加速稳定性的检测时间要求划分如下：进行48小时试验的有口服脊髓灰质炎减毒活疫苗、脊髓灰质炎减毒活疫苗糖丸，进行72小时试验的有冻干甲型肝炎减毒活疫苗，进行7天试验的有乙型脑炎减毒活疫苗、冻干乙型脑炎灭活疫苗（Vero细胞）、森林脑炎灭活疫苗、双价肾综合征出血热灭活疫苗、麻疹减毒活疫苗、腮腺炎减毒活疫苗、风疹减毒活疫苗（人二倍体细胞）、水痘减毒活疫苗、麻疹腮腺炎联合减毒活疫苗、麻疹风疹联合减毒活疫苗、麻腮风联合减毒活疫苗，进行28天试验的有皮内注射用卡介苗、冻干人用狂犬病疫苗（Vero细胞）。口服轮状病毒活疫苗也需要进行7天热稳定性试验。

山东非法疫苗经营案的前因后果

舆情发展脉络

1. 舆情平静期

2016年2月1日，公安部公布2015年十大打击食药犯罪典型案例，其中一例为山东济南庞某等非法经营疫苗案，部分媒体转载报道，但未引起舆论注意。

2. 舆情发酵期

2016年3月18日，澎湃新闻刊发报道《数亿元疫苗未冷藏流入18省份：或影响人命，山东广发协查函》《数亿元疫苗未冷藏流入18省份　专家：这是杀人》（目前原文已经删除），记者采访了济南当地公安、食品药品监督管理部门等基层干部，指出涉案疫苗流向不清，并采访了北大某专家，其称"这是在杀人"，引发舆论轰动。

3月18日，国家食品药品监督管理总局迅速做出回应，责成山东省食品药品监督管理局会同当地公安、卫生计生委迅速查处非法疫苗问题。

3月18日晚，腾讯将"母女贩卖数亿毒疫苗至18省"推成腾讯微信的头条。

3月19日，山东省食品药品监督管理部门做出回应，公布相关涉案线索300条。

3月20日，央视新闻频道《24小时》栏目报道疫苗案情的进展，公布非法经营的疫苗流向24省份，疫苗事件舆情态势逐渐升级。

3月20~21日，食品药品监督管理总局连续发文，对查处非法疫苗事件进行部署，要求各地食品药品监督管理部门根据公布线索查处非法疫苗流向。公安部、国家卫生计生委与国家食品药品监督管理总局联合发文，要求各地公安、卫生计生委配合展开调查。地方相关部门纷纷展开调查自查，疫苗事件进一步扩散。

3. 舆情爆发期

3月21日，微博红人贾乃亮对疫苗事件发声，关注疫苗流向，引发网民关注，其疫苗微博单日转发量即近7万。陆川、李晨等也纷纷转发，疫苗事件在微博娱乐明星的助推下扩散。

3月22日，财新网文章《疫苗之殇》（该文章后已删除）刷屏朋友圈，该报道翻出2013年南方都市报《疫苗之殇》的旧闻，将其与此次疫苗事件联系在一起，博取了网民眼球，刺激网民情绪，引发舆情爆发。

3月22日，部分自媒体平台对《疫苗之殇》的歪曲事实做法展开反击，以"和菜头""方玄昌"等为代表的一批自媒体人展开反击，发布《每一个文盲都喜欢用"殇"字》《"疫苗之殇"是胡说八道》等文章，指责媒体歪曲事实博人眼球。两派观点一时间充满朋友圈，疫苗事件讨论进入白热化状态。

3月22日，李克强总理对疫苗事件做出重要批示，要求国家食品药品监督管理总局、国家卫生计生委、公安部切实加强协同配合，彻查"问题疫苗"的流向和使用情况，腾讯微信再次将之作为新闻头条推送。

3月22日，世界卫生组织也对疫苗事件发声，称"中国疫苗是安全有效的"，力挺中国疫苗安全性。同时，最高人民检察院发布消息称挂牌督办山东非法经营疫苗系列案，要求省级检察院及时汇总报告最高检侦查监督厅。这些信息的不断出现使疫苗事件舆情爆发，使3月22日舆情关注度达到顶峰。

4. 舆情发展期

3月23日，国家食品药品监督管理总局吴浈副局长在2016年博鳌亚洲论坛药品审评审批制度改革分论坛上，回应了媒体关于"山东济南非法经营疫苗案"事件的提问，称山东疫苗在流通环节存在漏洞，目前国家食品药品监督管理总局和公安部、国家卫生计生委在配合调查处理。

3月24日，国家食品药品监督管理总局联合国家卫生计生委、公安部首次联合召开发布会，并对疫苗案情进展进行通报。本次发布会取得了一定舆论引导效果，大部分新闻媒体对相关情况进行了如实转发；但在微博、微信平台上，相关大V、媒体官微和微信公众号仍存在片面炒作发布会上的个别信息，如"食药总局称我国疫苗监管处于世界先进水平""问题疫苗主要流向农村"等，发布会传递的主要信息在网络舆论场出现偏移，导致网民负面评价较多。

3月25日，世界卫生组织对疫苗事件中网民质疑予以解答。然而，以叶檀、王克勤等部分大V质疑新浪微博账号"世界卫生组织"真实性，称在世界卫生组织官网中未找到相关声明文章，再次引发舆论争议。随后，微信公众号@环球时报耿直哥发文《这个替中国政府洗地的世界卫生组织是假的？》，指出质疑者存在常识性错误，未将检索范围设置为"全范围"而导致未找到刊登在"世界卫生组织西太平洋地区分部"上的声明，对事件真相进行了澄清。

3月26日，国家食品药品监督管理总局进行疫苗知识科普，文章中的"国产疫苗中部分指标优于国际标准"等内容经媒体断章取义炒作后，再次出现话题偏移现象，引发网民负面评论。

28日，世界卫生组织第三次回应疫苗事件，对常见问题予以解答，并再次声明"对中国的疫苗生产和许可有信心"。当日，国务院批准成立山东济南非法经营疫苗系列案件部门联合调查组，由国家食品药品监督管理总局局长毕井泉担任组长，并于当晚赶赴山东。

5. 舆情回落期

调查组于3月29日召开了第一次全体会议，布置七个方面的工作重点。

3月29日，世界卫生组织第四次对中国疫苗事件做出回应。世界卫生组织驻华代表处召开新闻发布会，回应舆论关注的疫苗风险、接种等问题，并建议我国加强对二类疫苗的监管。

3月31日，中国香港、澳门特别行政区回应大陆民众赴港、澳疫苗接种可能增多现象，称将对疫苗注射进行收紧，首先确保本地儿童注射。

相比于前几个阶段，该时期内新闻报道量、网络讨论量显著减少，整体舆情热度逐渐回落。

6. 舆情再次关注

4月13日，李克强主持召开国务院常务会议，称疫苗质量安全是不可触碰的"红线"，决定先行对一批责任人实施问责，对357名公职人员等予以撤职、降级等处分，对相关涉案人员予以处理。会议通过了《国务院关于修改〈疫苗流通和预防接种管理条例〉的决定》，规定疫苗批发企业不得再经营疫苗等。

4月13日，国家食品药品监督管理总局发布《山东济南非法经营疫苗系列案件后续处置的技术指导意见》，认为基于数据分析和实验室检测结果，接种了涉案疫苗不会对受种者带来常规不良反应以外的安全性风险，没有发现涉案疫苗有效性下降的情况发生，一般不需要补种。

4月15日，世界卫生组织对疫苗整改体系发表评论，认为当前采取的全面整改措施，不仅为确保山东疫苗案件那样的非法活动不再发生打下了基础，还将使整个疫苗体系得到加强，从而为中国所有儿童提供更多的挽救生命的优质疫苗。

4月23日，国务院总理李克强签署第668号国务院令，关于修改《疫苗流通和预防接种管理条例》，并于4月25日公布。同时，国家食品药品监督管理总局公布疫苗案的产品检验结果，国务院法制办、国家卫生计生委及国家食品药品监督管理总局就相关问题答记者问，引发舆论再次关注。

是谁推动了案件的传播与发展

截止到4月28日，共有疫苗事件相关新闻报道12万余篇，论坛文章3256则，博客文章1267篇，微信文章70 321篇，微博主帖460万余条。

本次疫苗事件自澎湃新闻"吸引眼球"的标题进行报道后，迅速成为舆论关注的热点。

至3月31日，该议题热议已经逐渐回落，在4月13日国务院公布相关调查整改结果后舆情基本平息。该事件持续被热议，既有政府部门的主导信息发布，也有新闻媒体的报道推动。

此外，自媒体平台对疫苗事件的众声喧哗以及普通民众对疫苗事件的高度关注，使之成为公共热点事件，成为社会新议题，是舆情发酵的重要推动力，舆情呈现多元化的特点。从舆情走势图（图21）可以看到，相关波峰对应的正是舆情热点事件，舆情助推明显。

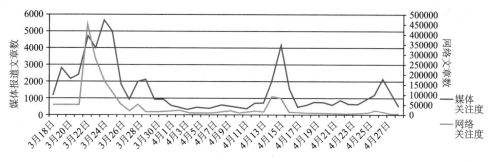

图 21　舆情关注走势

媒体方面，推动舆情热议的关键动因有：①澎湃新闻首发疫苗事件原文，称"这是在杀人"；②腾讯微信三次将相关新闻作为新闻头条推送，新浪、网易等网站开设专题关注疫苗事件；③财新网旧闻新做，使 2013 年《疫苗之殇》引爆朋友圈刷屏；④中央电视台、人民日报、中央人民广播电台等多次报道及评论疫苗事件。

政府方面，正向推动舆情的主要有：① 3 月 18~21 日间总局连续四次发布通告，公布山东疫苗案线索，并要求各地展开调查；②李克强总理对疫苗案做出批示；③三部委 3 月 24 日首次就疫苗事件召开新闻发布会；④国务院成立山东济南非法经营疫苗系列案件工作督查组及部门联合调查组；⑤ 4 月 13 日国务院常务会议公布相关调查结果；⑥ 4 月 25 日国务院常务会议正式签发新《疫苗流通和预防接种管理条例》。此外，最高检察院挂牌督办疫苗系列案件，世界卫生组织的数次声明，也是疫苗事件的重要舆情助推力量。

自媒体方面，主要的爆燃点有：①微博红人发声关注疫苗事件，如 @ 贾乃亮、@ 稀土部队（章子怡）等；②"疫苗之殇"引发的论战；③众多自媒体以漫画、插图等方式阐释疫苗的机理、科普、监管模式，以及与此次疫苗事件的关系等。

山东非法疫苗经营案的舆论呈现

此次对于疫苗事件，舆情总量十分庞大，对事件动态进展的报道占大多数，在此不再赘述。本部分主要选取媒体及微信平台对疫苗事件的讨论予以分析：

境内舆情

1. 疫苗管理制度有漏洞是导致疫苗事件的重要原因

（1）"二类自费疫苗"是今日疫苗乱象的原因之一。@财新网文章《业内揭秘：自费二类疫苗为何成为摇钱树？》中认为：一方面，疫苗"加价"成为疾控收入来源的重要方式，为了减少成本，疾控机构会采购那些低价疫苗，而这些疫苗可能缺乏质量保证；另一方面，实际操作中各省往往对二类疫苗实行"上级采购，下级调拨，终端使用"的制度，存在权力寻租。

（2）难以落实的监督。@E药经理人在《5.7亿元疫苗大案，疾控药监谁之责？》一文中指出，疫苗案例在实践中，由食品药品监督管理部门来监督、管理疾控部主导的分发、配送过程很难做到。一个主要原因是，按照行政级别设计，过去地方食品药品监督管理部门比主管疾控中心的地方卫生计生部门要低半级，因不相隶属，即使现在平级了也往往很难进行监督。这种"管不了"的尴尬，还体现在疫苗的使用管理上，卫生计生委系统往往有各种内部方针标准。目前，所有的一类疫苗全都由疾控中心监管；二类疫苗中的大部分，也是由疾控中心监管。所以，当绝大多数的疫苗，进入卫生计生委系统主管的疾控体系之后，食品药品监督管理局现实工作中难以再深入监督，止步于墙外。

（3）法律制度的不足。@三联生活周刊在《疫苗为何失效？》一文中表示，按照2005年疫苗条例规定，因接种二类疫苗异常反应产生的补偿费用，由疫苗生产企业承担。而疫苗的质量保证是需要冷链运输作为前提的，但疫苗批发企业由于不负赔偿责任，因此，冷链运输这一必要条件在他们那里也就不那么重要了，但疫苗批发企业又是合法的疫苗提供方。

2. 认为疫苗事件应严查职务贿赂

@财新网在《疫苗案应当重点查贿赂》一文中认为，检察机关针对危害食品药品安全犯罪肯定是一件好事，但检察机关就此案有两点需要追问：其一，既然庞某没有资质，为什么批发企业会把疫苗卖给她？其二，既然庞某没有资质，向她购买疫苗的各类医疗机构，为什么会冒如此大风险进货？可能的答案只有一个，那就是敢卖的和敢买的，都从庞某这儿拿了回扣、受了贿赂。

对策建议类

1. 以扩大国家免疫规划的方式解决二类疫苗管理难题

新京报《世卫组织建议中国国家免疫规划涵盖部分自费疫苗》中写道：世界卫生组织驻华代表施贺德博士认为，中国疫苗的生产并没有问题，问题出在疫苗出厂后，中国需加强对自费疫苗分发的监管。政府分发的免费疫苗是通过严格管理的冷链系统分发的，而自费疫苗的分发未遵循相同的高标准，该缺陷遭到不法分子的猖狂利用。世界卫生组织建议，国家免疫规划能涵盖部分自费疫苗，包括肺炎/脑膜炎疫苗、肺炎球菌疫苗和轮状病毒疫苗。

2. 完善疫苗异常反应补偿机制

民主与法制网《疫苗管理不应忽视的补偿机制》一文中提出，一旦发生疫苗接种争议，卫生部门既是受害者索偿的对象，又是责任认定和裁判方，是否能够做出公平判断？而且具体补偿方案由各地方自行制定，各地差异巨大。同时，对于严重残疾、需要终身医护的年轻受害者，多大数额的一次性补偿，才能够应对漫长一生？

3. 建立严格、完善的药品追溯机制

新京报文章《健全药品追溯机制才能防范问题疫苗》认为，建立覆盖生产、流通、消费等全流程的药品追溯机制是防范非法药品流向市场、危害民众健康的基础性工程。除去药品行业内部的制约之外，药品电子监管系统和防疫部门不兼容，也是一大障碍。

疫苗事件中的媒体角色思考

1. 澎湃、财新、腾讯、网易是疫苗风波的始作俑者

微博@解救纸媒刊文《澎湃、财新、腾讯、网易才是疫苗风波的始作俑者》，认为澎湃新闻是整个事件当中最早的"标题党"。腾讯、网易、财新这样的主流媒体，采取推送新闻头条、设置主题、首页推送等方式，渲染推高舆论关注。自媒体起的作用不过是推波助澜。可是主流媒体很聪明，一看势头不对，立马删除了文章，最后留给人一个印象：是自媒体引发舆论狂潮。

2. 反思媒体不实报道

中国产经新闻刊文《警惕"疫苗之殇"背后的殇情！》指出，一则不负责任

报道的流传，使人们对疫苗产生了深深的误解和恐惧，并直接影响到了中国儿童的疫苗接种率，这才是"疫苗之殇"背后的殇情。

腾讯文章《疫苗事件引起了谁的恐慌？》认为，大V们以自己的影响力，迅速传播着尚未证实的消息，甚至加上情感化的阐释，使得民众在网络空间中形成了勒庞所描绘的"乌合之众"。作为媒体人，是为了赚取更多的利润，还是致力于事件真相的挖掘？

3. 认为媒体应为不实报道受到相应惩罚

搜狐文章《疫苗事件还原真相，"澎湃社"应付出代价》认为，正是澎湃新闻标题的一句"或影响生命"才会引起那么大的影响，最后引导舆论矛头对准国家。事件爆发以后，澎湃新闻却早早地把新闻给撤了，给社会留下一地鸡毛。政府总是想向这些对真相并不关心的无良媒体证明或澄清，而没有拿起法律武器对待无良媒体。

对疫苗事件处置结果的讨论

1. 减少疫苗流通环节有利于保障疫苗安全

如人民日报《疫苗流通应该减少"二传手"》认为，减少疫苗流通环节，既有利于食品药品监督部门监督管理，可以大幅降低二类疫苗的零售价格，同时，流通环节越少，相应的监管盲区漏洞也会越少，更有利于保障我国的疫苗安全。

2. 对疫苗事件中问责做法的讨论

（1）国务院"现行问责"的做法应成为善治样本。如中国政府网《疫苗案"先行问责"应成为善治样本》一文中指出，在舆论场持续"震荡"的山东疫苗案，终于迎来一个抚慰人心的结果。疫苗质量安全事关人民群众尤其是少年儿童生命健康，是不可触碰的"红线"。而要守住"红线"就应该让每一道责任落到实处。疫苗案"先行问责"与处置的做法，无疑提供了一个良性的善治样本，应该得到普及。

（2）问责地方领导的做法有利于加强疫苗监管。如华商报《以严厉的问责倒逼疫苗监管更有力》一文中认为，今后，疫苗安全事件的责任追究层面将不止疫苗生产、流通环节的不法企业，更是引向了"地方政府以及监管部门的主要负责人"，并结结实实地将疫苗安全与"地方政府以及监管部门主要负责人"的官帽挂钩。这样的制度设计，足以强有力地督促相关责任人必须在行政区域内尽职尽责。

3. 除去合理的制度构建外，保障疫苗安全还需要信息公开透明

如《新闻周刊》的《白岩松谈非法疫苗案：问责 375 人会使疫苗安全吗》评论认为，目前我国共有 41 家疫苗生产企业，每年产能超过 10 亿剂，每年接种量达到 7 亿剂，几乎平均两人要打一针还多。除制度搭建合理、管理严格等之外，信息透明公开、监督有效也是必须的。

境外舆论分析

此次山东疫苗事件中，《纽约时报》《华尔街日报》、路透社、BBC 等国外主流媒体均发布了相关报道。在谷歌新闻上可搜索到约 450 条相关新闻。但总体而言，外媒的关注度远低于此前的"东方之星"沉船或天津港爆炸等事件，其报道大量引用新华社等国内媒体，主要关注政府采取的行动及公众的不满等方面。下面将对外媒的主要报道阶段和议题做简要分析。

3 月 19 日~3 月 21 日：报道事件的发生

印度亚洲通讯社（IANS）3 月 19 日发表报道《冷链不正规的疫苗威胁中国人的生命》（*Improper refrigerated vaccines risk lives in China*）称，中国食品药品监督管理总局要求各地调查一起疫苗案件，这批自 2010 年开始售卖的价值 5.7 亿元的疫苗因冷链不合格有可能威胁接种者的生命。

美国 CNBC 的文章《中国揭露非法疫苗销售链、追捕 300 名嫌疑人》（*China reveals deadly vaccine sales ring, hunts 300 suspects*）称，中国政府正在追捕 300 名涉嫌非法售卖过期疫苗的嫌疑人。据新华社报道，这批疫苗至少流通于中国的 24 个省市，包括北京，并可能会致残或致死。

英国《电讯报》3 月 21 日的报道《中国揭露价值 6100 万英镑的致死疫苗欺诈》（*£61 million deadly vaccines fraud uncovered in China*）介绍了被逮捕的嫌疑人母女庞某与孙某，并称网上有人质疑为何案件在两名嫌疑人被捕将近一年之后才公开，一些官员也敦促疫苗接种中心将其记录公开。

《纽约时报》发表专栏文章《中国政府称发现售卖不合规贮存疫苗的链条》

（*China Says It Found Ring Said to Sell Improperly Stored Vaccines*）。文章引用了澎湃新闻及新华社的报道，并提到了郑筱萸和三聚氰胺奶粉事件。

3月22日～3月27日：报道事件的进展与公众的不满

这一阶段，警方逮捕37人、拘留超过130人等成为报道的重点，外媒尤其强调中国社交媒体上爆发出的强烈不满的声音。这一阶段也是外媒报道最多的阶段。

路透社发表《中国誓打击假冒疫苗》（*China vows crackdown on fake vaccines amid scandal*）、《中国疫苗丑闻引发公众愤怒，监管者遭到猛烈批评》（*China vaccine scandal stokes anger as regulators come under fire*）等多篇文章，报道了山东食药监局的回应、李克强总理的批示、公众的不满等，并提到药品审批程序过于烦琐造成了对于未审批药品和黑市药品的需求。

彭博社3月23日发表报道《随着疫苗丑闻的扩大，中国逮捕37人，李克强发表批示》（*China Arrests 37, Li Urges Scrutiny as Vaccine Scandal Widens*），引用新华社及世界卫生组织（WHO）的话称，疫苗由合格的厂商生产，可能是不合规的运输和储存影响了疫苗质量，而这种过期疫苗极少出现毒性反应，接种者面临的是疫苗失效的风险。类似文章还有英国《卫报》的《中国疫苗丑闻扩大，37人因非法售卖被逮捕》（*China's vaccine scandal widens as 37 arrested over illegal sales*）、法新社的《中国因售卖非正规贮存疫苗拘留数十人》（*China detains dozens after sales of poorly stored vaccines*）、印度亚洲通讯社（IANS）的《中国因疫苗黑市交易拘留超过130人》（*China detains over 130 for vaccine black marketing*）等。

英国《每日邮报》发表了《中国疫苗丑闻：价值6200万英镑的非法疫苗流通全国，数百万家长感到恐慌》（*China's vaccine scandal: Horror for millions of parents amid the country's latest health scare after £62 MILLION worth of illegal jabs have been distributed nationwide*），文章称此次疫苗事件震惊了全中国，很可能是2008年三聚氰胺奶粉事件后中国最大的一次公共卫生危机，并报道了微博上网民的声音。

美国《时代》周刊网站发表了《中国疫苗丑闻引发家长和医生的愤怒》（*China Vaccine Scandal Prompts Angry Backlash From Parents and Doctors*）和《中国疫苗

事件致 130 人被捕，公众愤怒持续积聚》（*China Vaccine Probe Nets 130 Arrests as Public Anger Builds*），强调此次疫苗事件引发的公众对政府的不满，称中国的食品、药品、环境均不安全，并提到了政府对媒体的管控。

《金融时报》的文章《中国政府试图控制疫苗丑闻》（*Beijing scrambles to contain vaccine scandal*）提到了 2010 年的山西疫苗事件，并引用原北京外国语大学副教授乔木的话称，如果中国媒体被允许自由报道，那么此次舆论事件完全可以预防。

其他相关报道包括：英国广播公司（BBC）的《中国山东非法疫苗事件引发众怒》（*China Shandong illegal vaccine scandal sparks anger*）和《中国疫苗丑闻削弱公众对健康服务的信心》（*China vaccine scandal dents confidence in health services*）、美国之声（VOA）的《中国疫苗丑闻激发公众强烈抗议》（*Vaccine Scandal in China Sparks Public Outcry*），等等。

3 月 28 日～3 月 31 日：世界卫生组织的回应

路透社 3 月 28 日发表报道《世卫组织：中国需要加强疫苗监管》（*WHO:China needs tougher enforcement of vaccine regulation*），引用世界卫生组织驻华代表施贺德博士的一份邮件声明称，此次事件显示，对于疫苗管理规定需要更加严格地执行，尤其需要加强自费疫苗的监管。

美联社（AP）3 月 29 日的文章《世卫组织敦促中国在疫苗事件后加强监督》（*WHO urges more oversight in wake of China vaccine scandal*）称，世界卫生组织驻华代表处扩大免疫组负责人兰斯博士表示，中国疫苗的生产并没有问题，此次暴露出来的问题出现在二类疫苗的配送和供应上。因此，需要加强对二类自费疫苗的监管。《华尔街日报》也发表报道《世卫组织敦促中国促进疫苗监管》（*WHO Urges China to Boost Vaccine Regulation*）。

《金融时报》的文章《世卫组织呼吁中国重建对疫苗的信任》（*WHO urges China to build trust in vaccines after safety scandal*）则表示，世界卫生组织警告，此次事件可能造成家长对疫苗的不信任从而严重威胁到中国的公共卫生进展。需要采取紧急行动在中国恢复公众对疫苗的信任和信心，保障中国儿童的身体健康。

除此之外，英国媒体还较为关注中国香港限制非本地儿童注射疫苗一事。路透社 3 月 30 日发表《中国疫苗事件后，香港限制非本地儿童的疫苗接种》(*After China vaccine scare, Hong Kong to limit inoculations for non-resident children*)，《金融时报》也刊文《丑闻后香港减少内地疫苗接种名额》(*HK curbs vaccine access for mainlanders after China scandal*)，称此次疫苗事件引起了家长的恐慌，许多人起了到香港为孩子注射疫苗的念头，而香港卫生署称要优先保障本地儿童，因此发布了从 4 月 1 日开始，全港母婴健康院每月只有 120 个名额可供非香港儿童预约接种疫苗的限令。

4 月 13 日~4 月 15 日：初步处理结果

4 月 1~12 日，外媒关于疫苗事件的报道有所平息。4 月 13 日李克强主持召开国务院常务会议，听取山东济南非法经营疫苗系列案件调查处理情况汇报，决定先行对一批责任人实施问责，外媒也随之活跃起来。

《华尔街日报》发表报道《中国将因疫苗丑闻惩处上百人》(*China to Punish Hundreds in Vaccine Scandal*)，引用了新华社报道中国务院的声明，简单回顾了事件的概况，并在最后提到了 2013 年的乙肝疫苗事件。

BBC 4 月 14 日的文章《中国将因疫苗事件惩罚上百名官员》(*China to punish hundreds of officials over vaccine scandal*)称惩罚官员的决定获得了中国媒体的欢迎，引用了《中国日报》《人民日报》《北京日报》的报道，并称官方删除了许多新浪微博上的回复而只留下了支持政府的正面评论。

法新社（AFP）发表报道《中国在疫苗丑闻中拘留 200 多人》(*China detained more than 200 over vaccine scandal*)，美联社发表《中国在非法售卖疫苗事件中惩处 357 名官员》(*China punishes 357 officials in tainted vaccine sales*)，国际财经时报（IBT）发表《中国疫苗丑闻：357 名官员因非法售卖疫苗面临惩罚》(*China Vaccine Scandal: 357 Officials Face Punishment Over Illegal Sale Of Vaccines*)，均关注有关方面先行对 357 名公职人员予以撤职、降级等处分，目前各地已立案刑事案件 192 起，刑事拘留 202 人等。

相关评论

《华尔街日报》4 月 25 日发表《中国疫苗丑闻显示出监管系统的缺陷》

（*China's Vaccine Scandal Reveals System's Flaws*），文章提到，目前中国对自费疫苗的监管相比公费疫苗没有那么严格，对疫苗分配渠道的监管也明显薄弱于对疫苗生产商的监管。各地方门诊大多缺乏资金，需要依靠流感疫苗等自费疫苗来挣钱，弥补政府对于免费疫苗投入的不足，因此具有通过低成本渠道购买疫苗的动机。

《财富》杂志网站发表《中国疫苗丑闻背后软弱的监管者》（*The Weak Regulators Behind China's Vaccine Scandal*），文章引用国家食品药品监督管理总局药化监管司司长李国庆的话称，目前中国有 1.2 万家药品批发企业、5000 家药品生产企业、40 多万家药品零售企业，而全国有药品检查资质的人员不足 500 人，监管对象数量多，基层人员缺乏，疫苗监管检查存在死角、盲区。文章认为这是直白地承认了中国存在的问题，并称虽然此次事件中尚未出现受害者，但下次中国可能就没这么幸运。

《日经亚洲评论》的评论《裴敏欣：疫苗丑闻揭露了中国政府不平衡的优先级》（*Minxin Pei: Vaccine scandal reveals China's unbalanced priorities*）中，作者认为，中国发生此类事件的频率之高、涉及范围之广、政府反应之慢令人发指，然而中国却能够成功举办奥运会、阅兵式，监管网络等，说明中国绝不缺乏提高监管效率的财政资源，因此只能认为维护公共健康与食药安全并不是中国政府的优先事项。

综上所述，外媒对本次事件的关注趋势与国内媒体基本一致。从 3 月 19 日左右开始报道，至 3 月 23 日左右达到高潮，其报道主题集中在一些关键事件上，如逮捕 37 人、世界卫生组织的几次回应、惩处 357 人，等等。官方信源方面，李克强总理、国家食品药品监督管理总局李国庆司长的引用频次较高。国内媒体方面，新华社、《人民日报》、澎湃新闻以及财新网均被多次提到。

与以往相同，外媒在报道中国的此类负面事件时会格外强调公众的不满及政府对媒体的管制，并将以往的类似事件罗列出来，以此反应中国政府的失职，加深中国食品药品安全情况堪忧的固有印象。在本次事件相关报道中，三聚氰胺奶粉事件、山西疫苗事件、2013 年乙肝疫苗事件、福喜过期肉事件等均有媒体提及。

疫苗信任危机，谁之过

　　疫苗事件本身暴露了相关部门在流通、使用环节的监管不足。2016 年 4 月 13 日，国务院常务会议批示，此次疫苗系列案涉及面广，性质恶劣，是严重违法犯罪行为。事件也暴露出疫苗质量监管和使用管理不到位、对非法经营行为发现和查处不及时、一些干部不作为、监管和风险应对机制不完善等突出问题，教训深刻。

　　分析认为，疫苗事件不是药品安全事件，是一起舆情事件。

　　疫苗话题的接近性、重要性引爆舆论场。从新闻学的角度而言，新闻的接近性是指新闻事实与受众的地理、心理、利益、年龄及利害关系等方面，重要性则是指新闻事实对于受众的重要程度。从普通受众的角度而言，疫苗话题无疑是二者相结合的话题。受众对于疫苗话题的直接联想就是"我的孩子是否注射过问题疫苗"，事实证明"孩子"也的确成了疫苗事件传播中的重要关键词。无论是《疫苗之殇》中一个个残疾孩子的图片，还是民众对疫苗流向的持续关注，正是由于疫苗话题的这一特性，使得疫苗话题短时间内瞬间引爆舆论场，并引起社会的持续关注。

　　多方声音助推疫苗舆情持续热议。一方面，澎湃"这是在杀人"的标题迅速获得头条位置；其他媒体也纷纷跟进关注。另一方面，政府的持续主动回应发声也引发相应报道热潮。尤其是部分措辞和语言被媒体断章取义报道后引发舆论和网民抵触情绪。同时，微博红人对疫苗事件发声关注、微信平台腾讯新闻的头条推送，公众号关于疫苗事件的论战，以及科普文章等，使疫苗事件舆情态势持续走高，且舆论多元化、观点碎片化。

　　政府、媒体、民众出现关注分歧、不在同一个频道对话。从民众的角度而言，最关心的是涉案疫苗的流向，是否涉及自身利益。从政府部门的角度而言，主要在强调此次疫苗整体管理体系的安全性，呼吁民众切勿因噎废食而产生对疫苗的不信任。从媒体的角度而言，主要对政府监管存在的问题及如何改进进行讨论。三者不同角度、不同的话语体系，使得同一条信息产生不同理解，甚至误解、曲解，影响了舆论引导效果。

媒体报道煽情、专家发言夸大、自媒体标题党，疫苗安全脱离了科学语境、舆情非理性膨胀。首先，无论是"这是在杀人"的发言，还是《疫苗之殇》煽情式的新闻，再到大V关于"文盲"的论战等，均采用了社会化新闻的方式。尤其是在对三部委召开新闻发布会后通报"我国疫苗监管水平处于世界前列"报道中，媒体看似严谨地引用发言人的相关内容，但以标题党的方式进行报道，将其支撑材料删减，使得已经抱质疑态度的网民以更消极的态度看待疫苗事件，致使相关发布会新闻效果受到很大影响。

同时，疫苗事件也反映了政府在舆情应对中的不足。

历次风波使疫苗陷入塔西佗陷阱。疫苗事件中，尽管政府想方设法积极应对舆情，及时公布相关线索，但并未完全取得预期的舆论引导效果。整体来看，较多网民在疫苗事件中较为感性，对政府发布持不信任态度。一方面，从2005年的安徽泗县甲肝疫苗事件，到2010年的山西疫苗事件，再到2013—2014年的乙肝疫苗事件，长期的负面报道导致了民众在面对类似新闻事件时会用刻板成见进行判断。另一方面，也是最主要的一方面，媒体先入为主的感性化、煽情报道，使民众先入为主，同时媒体对政府疫苗事件发布内容的截取式标题化报道也极大地影响了民众情绪方走向。

跨部门信息分享有待加强。澎湃新闻对疫苗事件的原始报道中，济南公安与食品药品监督管理部门的媒体沟通风险意识不足，尤其是对于疫苗流向和涉案金额的通报，"5.7亿非法疫苗案""疫苗流向难以查证"等内容被媒体大肆报道，尽管后续予以澄清，但并无明显成效。公安机关、检察院等跨部门在进行食品药品相关案情通报时应加强口径管理，包括之后发生的"1.7万罐假冒乳粉"事件也是类似案例，相关方必须加强内部沟通和口径管理，加强食药品媒体沟通风险意识，避免单方面的信息透露引发负面舆情事件。

观点

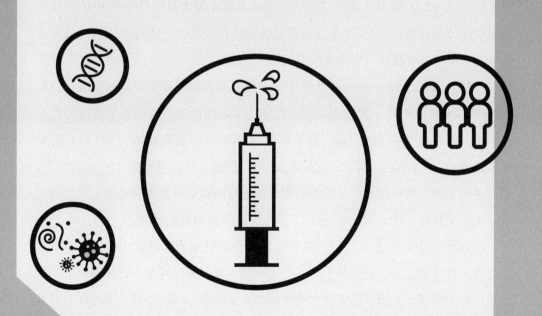

媒介化现实与科学的危机？
——疫苗接种与媒体报道的学界研究综述

2016 年 12 月 30 日，国家卫生计生委机关报《健康报》揭晓了 2016 年度十大社会关注健康事件，"山东非法经营疫苗案"位列榜首，入选原因为"引发政策变革，第二类疫苗纳入省级集中招采"。

此热点事件缘起于 2016 年 2 月 4 日，公安部请新华社发表新闻通稿，公布 2015 年打击食药犯罪十大典型案例，其中一例即为山东济南庞某等非法经营疫苗一案。在沉寂了一个月之后，社会舆情因 3 月 18 日澎湃新闻刊发《数亿元疫苗未冷藏流入 18 省份　专家：这是杀人》（目前原文已经被删除）而全面爆发，记者采访了济南当地食药、公安等基层干部，指出涉案疫苗流向不清，并采访了北京大学某教授，称"这是在杀人"，引发舆论轰动和家长恐慌。

在舆情高烧不退之下，3 月 23 日李克强总理对疫苗事件做出批示，要求食品药品监督管理总局、卫生计生委、公安部要切实加强协同配合，彻查涉案疫苗的流向和使用情况，腾讯微信将之作为新闻头条推送；4 月 13 日，李克强召开常务工作会议，听取山东非法经营疫苗系列案件调查处理和督查工作情况汇报，通过《国务院关于修改〈疫苗流通和预防接种管理条例〉的决定》，并表示疫苗质量安全事关人民群众尤其是少年儿童生命健康，是不可触碰的"红线"。

李克强总理针对事件表示，"世界卫生组织经过科学论证认为，不正确储存或过期的疫苗几乎不会引起毒性反应，因此本事件的疫苗安全风险非常低。但相关部门必须要确立这样一种意识：'风险低'不等于'完全没有风险'。"因此总理说，"必须依法'铁腕'打击犯罪行为，对相关失职渎职行为严肃问责、绝不姑息！"

尽管山东疫苗案引起了巨大的社会反响，导致了政策的修订，并引发了公众对于接种疫苗的犹豫和担忧，甚至是抵制——据部分媒体后续追踪报道称，"二类疫苗市场萎缩过半，接种率达到历史最低"，但事实上，并没有儿童因为接种涉案疫苗而死亡，就连总理都说"疫苗安全风险非常低"。那么，问题究竟出在哪里？为何被公认为是预防疾病最经济、最有效的疫苗，却不受到公众的认可？媒体的报道如何导致了疫苗接种率的下降？科学的危机与媒体的呈现之间有没有关联？微信等新媒体崛起之后，对科技议题的传播与健康理念的普及带来了什么样的挑战？据此，笔者特以疫苗与媒体作为关键词，对国内外的研究予以综述，以期发现学界研究的现状，并尝试提出进一步研究的方向。

公卫疾控研究取向：KAP 模型、社会信任与接种行为改变

国内外最早关注疫苗接种与媒体报道之间关联的，均来自于公共卫生和疾病防控领域。国内方面可查到的最早文献，来自朱道文对基层农村人群接种乙肝疫苗的影响因素研究，他发现广播和电视（80.97%）已经超过医生（79.36%），成为研究对象获取乙肝疫苗知识的最主要途径。国际方面，罗伯特（Robert）等人纵观 20 年的研究发现，1974 年英国媒体连续报道接种百白破疫苗后孩童发生严重神经系统反应，导致英国民众丧失信心，政府主导的接种工作中断，接种率从 81% 大幅下降到 31%；随着疫苗接种率的下滑，发病率在随后的 20 年间由 1/10 万上升至（100~200）/10 万，形成百日咳的疫情。

由于预防接种是全世界各国控制传染病最主要的公共卫生手段，而媒体报道无论是对接种必要性的传播，还是对接种安全性担忧的扩散都起到直接作用，进

而影响国家免疫规划的全局性开展，因此公共卫生和疾控工作者及研究者一直是这一研究议题的主力军。综观他们的研究，具有以下两大突出的特点：

第一，KAP模型是公共卫生和疾控研究者们采纳的主要理论框架和研究范式，以实证的、定量的研究为主流。

"知-信-行"模式（knowledge-attitude-practice model，KAP模型）最早由英国学者柯斯特提出，用以说明知识、信念、行为在促进个人健康行为改变方面的关联作用，并在以罗杰斯为代表的实证主义研究派别的倡导下成为健康传播的主导性研究模型。这一理论认为，知识和信息是人们形成健康信念和态度的基础，信念和态度又是行为改变的动力。世界卫生组织提出，影响人类健康的因素主要来自四个方面：遗传生物因素、行为生活方式因素、环境因素、医疗卫生条件因素，其中行为生活方式因素占据60%的份额；美国疾控中心对健康传播采取的定义，"健康传播是在受众研究的基础上，制作和传递健康信息与策略以促进个人和公众健康的行为"，均使得这一理论模型在全世界公共卫生及疾控界推广。

对于公共卫生和疾控工作者而言，关心媒体报道的目的，无外乎是考察其是否影响了人们对疫苗接种的认识和态度，继而导致人们接种行为的改变和地区接种率的提升或下降，这与他们的本职工作密切相关。因此，大量的研究是按照顺延KAP的逻辑而展开的，使用的研究方法主要是实证的、定量的研究，如问卷调查、电话访谈、焦点小组和舆情研究等；并将对目标人群的研究，与疾控工作者掌握的疫苗接种率和相关传染病数据进行对比，来验证媒体报道是否对公众形成了影响。

一方面，随着大众媒体传播影响力的凸显，越来越多的论文倡议，疾控工作者应重视利用媒体作为接种对象或适龄儿童家长获取疫苗及疾控相关知识的途径。同时，也有越来越多的文章指出，媒体对热点公共卫生事件的报道，会影响公众对于疫苗接种的信任，继而导致接种率的下降；而接种率的下降，会导致无法形成免疫屏障，为相关疫情的爆发提供了可能。

相较而言，在K、A、P三个因素中，attitude和practice受到了更多的关注。就attitude而言，是疫苗接种行为非常重要的中介型因素，往往在相关研究中等同于信任：一方面，信任较行为更容易测量、不需要长期跟踪就可以刊发文章；

另一方面信任也足以说明产生了影响，尤其是当世界各国纷纷进入风险社会之后，社会信任本身也是社会学、政治学、管理学的关键术语，是组织的无形资产和稀缺的社会资源，因此疾控界也倾向于将接种疫苗社会信任的丧失当作一种工作挑战的话语。就 practice 而言，既是疾控工作者研究的初衷，也是研究的落脚点，但鉴于公众行为的复杂性和追踪研究的长期性，国内多数研究都止于获取信息的途径、是否媒体报道影响了态度的层面，而未有有质量的长期跟踪研究；这一现状与国际的同类研究形成鲜明反差，如上文提及的罗伯特关于英国百白破疫苗的研究就跟踪了超过 50 年的疫苗接种数据和病例发病情况看到：由于失去信任而导致接种率显著下降，而后伴随着疫情爆发的小高潮（图 22）。

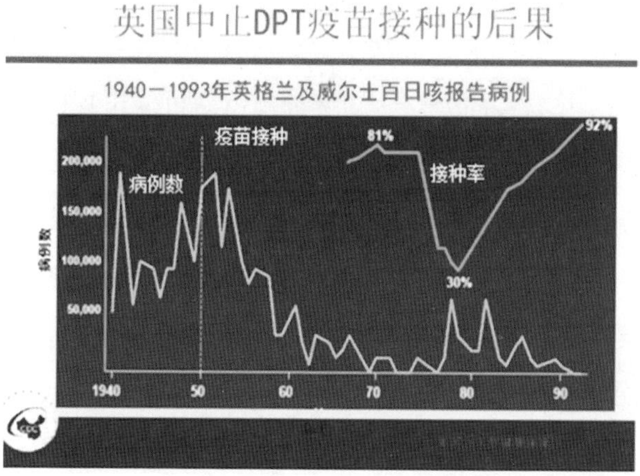

图 22　英国中止 DPT 疫苗接种的后果，原始数据图见罗伯特 1994 文章

第二，热点舆情事件往往导致相关研究"井喷"，并透露出公共卫生和疾控工作者对大众媒体的恐慌和指责情绪。

在梳理公共卫生和疾病预防研究者的相关研究时能够发现，其研究明显地受到热点舆情事件的"刺激"，产生研究扎堆、论文井喷的现象。其中，国内研究提及较多的舆情事件包括安徽泗县甲肝疫苗事件、麻疹疫苗强化免疫活动、乙肝疫苗事件等；国际最著名的舆情事件是发生在英国的 DPT（百白破疫苗）事件以及 MMR（麻腮风疫苗）事件。

国内方面，安徽泗县甲肝疫苗事件是媒体热议疫苗安全的标志性起点。2005

年 6 月 16~17 日，安徽泗县大庄镇卫生防疫保健所未经有关部门批准，组织数名乡村医生对该镇近 2500 名学生注射了甲肝疫苗。6 月 22 日前，上百名接种过甲肝疫苗的小学生先后出现呕吐、发热等反应，被送入医院进行治疗。6 月 23 日，6 岁的李威因抢救无效死亡；李威死亡之后，截至 6 月 30 日，累计住院数攀升至 300 多例。以央视为首的全国媒体开始持续集中报道"安徽泗县甲肝疫苗事件"，媒体称甲肝疫苗为"夺命疫苗"，抨击当地卫生行政部门腐败、质疑国家卫生行政部门监管不力。但最终，经卫生部权威调查证实并公布结果，李威之死与接种甲肝疫苗无关，其余小学生为群体性心因性反应。

总结安徽泗县事件，卫生部下发文件，要求"广泛开展宣传教育，普及预防接种相关知识。要通过新闻媒体正面宣传报道预防接种在控制、消灭传染病，保护儿童健康方面的作用，使广大群众了解预防接种是预防、控制传染病最经济、安全和有效的手段，并如实向公众告知接种疫苗后可能出现的反应，消除群众顾虑，增加公众对预防接种的信心，取得群众的支持配合，保证国家免疫规划的实施"。学界总结的教训比政府的措辞更为直截了当，认为是媒体的过分渲染、炒作和片面报道使事件扩大化，指责媒体在检验结果尚未做出之前就毫无根据地大肆使用"夺命疫苗"和"问题疫苗"等词汇。甚至有学者直接呼吁，媒体应谨慎对待疫苗报道，公众对疫苗免疫信心不可动摇。

2013 年发生的乙肝疫苗事件是被国内公共卫生和疾控研究者提及最多的舆情事件。2013 年 12 月中旬，媒体集中报道湖南、广东、四川等多地发生婴儿在接种乙型肝炎（乙肝）疫苗后的死亡事件。在持续热议一个月之后，国家卫生计生委及国家食品药品监管总局联合公布调查结果，媒体报道的乙肝疫苗经检测质量合格，死亡病例与接种疫苗无关。然而此事件对疫苗信任和免疫规划工作造成严重负面影响，中国疾控中心对部分省份开展的监测显示，事件发生后乙肝疫苗接种剂次下降了近 30%，其他免疫规划疫苗的日接种剂次下降 15%；公众信任度调查结果显示，乙肝疫苗事件发生后，仅有 25% 的儿童家长相信国产疫苗安全，约 50% 的儿童家长对预防接种持犹豫态度或表示不愿意接种。

此事件对疾控工作者们造成巨大冲击，仅在中国疾控中心层面，就集中在《中国疫苗与免疫》期刊上发表了事件发生后网络调查、电话调查、问卷调查、实地调查的四篇论文，并和世界卫生组织相关官员联合在《国际流行病学期刊》（*International Journal of Epidemiology*）发文，披露乙肝疫苗接种率甚至在乙肝病毒携带者（阳性）孕妇中都下降了6%，由于预防接种被公认为是阻断母婴传染病毒的重要途径，这一结果令全世界公共卫生及疾控工作者扼腕。上述这些论文的研究方法雷同、研究主旨相似，均指出：①公众明显受到了媒体报道乙肝疫苗事件的影响，没有听说乙肝疫苗事件的家长比听说该事件的家长，对疫苗更加信任、接种意愿更高；②人口学特征在影响疫苗接种方面也有影响，高学历、大城市的家长尤其容易受到疫苗媒体报道的影响；③由于媒体炒作，导致公众信心受到打击，因此应加强对媒体的舆论引导和对公众的科普宣传，并持续监测公众对预防接种的信任度，提高家长接种意愿。一项追踪性研究发现，一年后乙肝疫苗事件的影响也并未完全消除，50%的受访者关注过后续报道，13.4%的受访者仍然坚持认为儿童死亡与乙肝疫苗接种有关，接种犹豫的比例仍然高达60.7%。

由于媒体报道导致公众对预防接种产生犹豫和质疑，我国并不是孤案。世界卫生组织一直积极倡导由政府开展免疫规划，对困扰全球的重大传染病领域由政府埋单为公众提供免费疫苗，根据世界卫生组织的统计，各国的常规疫苗已经可以覆盖全球五分之四的儿童。然而，越来越多的国际研究表明，在科学进步和疫苗研发不断突破进展的当下，媒体报道和学界争议愈发成为阻碍免疫规划的主要障碍。

上文已经提及，英国百白破事件是国际学术界关注疫苗与媒体之间关系的起点。事件发生后，英国政府非常重视，1981年英国儿童脑病研究会公布的调查结论认为，接种DTP疫苗受到神经伤害的概率非常小，只有约三十一万分之一，这一结论缓解了公众的恐慌情绪；英国卫生部甚至在官网上刊登有关论文，并在国际交流时广泛使用，以呼吁本国民众及全球社会理性看待疫苗，从长计议（图22）。

然而遗憾的是，就在百白破疫苗恐慌平息后不久，英国再次发生有关麻腮风疫苗的类似危机。与国内不同，这些危机与其说是媒体报道引发，不如说是学界争议导致。1974年，百白破疫苗是否导致儿童脑神经受损之所以被报道，其实是源自威尔逊医生在《英国医学杂志》上发表的一份报告,由于威尔逊是当时最有名气的伦敦大奥蒙德街儿童医院的医生,因此引起巨大反响;随后英国医学委员会对 3.6 万人 DTP 试验的关键病例被火灾损毁,威尔逊医生的研究无法证实或证伪,直到 1981 年英国花费大力气开展研究,才给出权威的结论,平息质疑。

1998 年剧情再次上演,英国医生维克菲尔德(Wakefield)和其他 12 名医生在著名医学期刊《柳叶刀》上发表论文声称,通过对 12 名患自闭症儿童的研究,认定自闭症与接种"麻腮风三联疫苗"(简称 MMR 疫苗)有关。受维克菲尔德论文的影响,英国主要媒体纷纷在头条以《三联疫苗引发自闭症》《不要注射三联疫苗》等为题报道,引发又一轮恐慌,很快疫苗接种率下降了 15% 以上,并进一步波及欧美多国。2004 年剧情反转,英国《星期日时代报》记者布莱恩•迪尔调查发现,维克菲尔德论文刻意造假和接受贿赂。证据表明,他收受一家反对疫苗生产商的利益团体 43.5 万余英镑的贿赂,于是故意篡改了研究中的儿童病例,在论文涉及的 12 个案例中,有 5 个在接种 MMR 疫苗之前就已经出现自闭症症状,还有 3 个从未有过自闭症症状。

然而,学术丑闻的披露,并没有缓解公众的焦虑。英国 MMR 疫苗的接种率从 1995 年的 92% 下降到 2003 年的 80%,伦敦地区甚至降到 56%;麻疹发病率则上升 3 倍。直至 2002 年,英国仍有 24% 的父母认为疫苗的危险大于疾病本身。尽管英国政府采取了很多措施努力恢复公众对疫苗的信心,但直到 2012 年,英国 MMR 疫苗的接种率只提升到 90%,仍低于世界卫生组织规定的 95% 标准线。2012 年 3 月至 2013 年 2 月,欧洲经济区国家和克罗地亚共报告 8499 例麻疹病例,其中英国报告 2314 例,占总数的 27%。由于我国在 2010 年时开展全国性的麻疹疫苗强化免疫活动,并出现了"麻疹疫苗是慢性毒药"等谣言,这一公案也逐渐被国内媒体提及,并且被政府采纳为公众宣传材料。

类似的情况也出现在乌克兰,由于一名青少年的死亡被媒体集中报道,当地的脊灰疫苗接种率从 2008 年的 80% 下降到 2012 年的 50%。同样作为发展中国家,我国的乙肝疫苗事件也成为国际学术界越发高频提及的案例。从国际研究趋势来看,疫苗接种与媒体报道越发成为全球性的话题,《柳叶刀》(Lancet)、《免疫学期刊》（*Vaccination*）、《儿科期刊》（*Pediatrics*）等有影响力的流行病和公共卫生杂志都陆续刊出有关文章，但主题基本都是某国出现了疫苗有关媒体事件，然后数据表明接种率下降或者接种信心受损，因此呼吁重视科学的危机。相较而言，对于为何媒体会报道疫苗出现问题、为何公众的信任会受损、如何解释接种行为的改变，缺乏社会学、心理学、传播学等跨学科的研究视角和理论借鉴，也未有深入的个体差异分析；一种指责媒体炒作和公众不理性的焦虑情绪弥漫在科学期刊界，关于有什么措施可以被政府和科学界采纳，也多是宏观地提高重视，未有微观、具体、操作性强的建议。

新闻传播研究取向：媒介化现实、新闻伦理与自媒体传播

从目前国内学者的研究来看，已有的关于健康传播的综述研究，已在计量分析方面建立了较完善的研究体系，通过对研究对象的计量统计总结出我国健康传播研究发展的一些趋势。但是，也要同时看到，国内学者在对健康传播研究的议题研究方面，仍然存在不足：从拉斯韦尔的 5W 模式出发的研究，并不能够清晰地描绘出学者研究的变化趋势；张自力的"健康传播研究的 9 个方向"提出至今已超过十年，而这十几年学者对健康传播的研究已经发生了很大的变化，已经不能够概括学者的所有研究。某种程度上，这一总结也多少反映了传播学者在疫苗与媒体这一议题上的研究现状。

首先，新闻传播学者是疫苗与媒体相关研究领域的后来者，国内可查最早的一篇相关文章是一篇综述性质的研究，何伸在 2006 年参加了清华大学组织的首届中国健康传播大会后提出，近年来苏丹红事件、甲醛啤酒事件、泗县疫苗事件等发生后对公众产生了深远影响，因而他引介了国外健康传播的有关概念，分析了健康传播的学界研究现状，鼓励学界予以重视，文中并未结合预防接种的特点予以深入分析。从国际来看，与科学界期刊不同，《健康传播》（*Health Communication*）等专业传播期刊直到近年来才开始刊载有关文章，如有关社交媒体信任度对疫苗接种影响的研究，比较早的从社科角度看待疫苗事件的文章可

追溯到佩茨（Petts）在英国 MMR 疫苗事件中的另一个视角，即媒体对风险的扩大以及健康领域风险沟通的特殊性。其次，传播学者的研究缺乏明显的范式和集中关注的议题，相对比较零散；而不像公卫疾控工作者，基本都是围绕 KAP 展开。尤其是 2009 年以前的文章中，基本没有规范化的研究方法，都是自我感觉式的综述。

不过，随着山西疫苗事件、山东疫苗事件等的陆续出现，以及新媒体的蓬勃发展，自 2010 年以来，国内外新闻传播学者就疫苗与媒体的研究开始逐渐增多，并出现了以下不同于公卫疾控学者的特点：

第一，热点事件是促发相关研究的动因，但是新闻传播学者对热点事件的选择，与公卫疾控学者对热点事件的选择存在明显差别。

与公卫疾控学者类似，新闻传播学者对疫苗议题的关注，也多是受到热点事件的"刺激"，但是颇值得玩味的是，两方面学者选择的热点事件却有着明显的不同。公卫疾控学者更多提到的事件是：安徽泗县甲肝疫苗事件、乙肝疫苗事件和麻疹强化免疫活动，这三起热点事件的共同点，均是通过政府权威部门的调查，认定疫苗质量和接种程序都没有问题，相关孩子或是死于偶合，或是出现了集体性的心因性反应，媒体的报道或多或少存在夸大、片面和不科学的问题。

然而，新闻传播学者更多提到的事件却是：山西疫苗事件、疫苗之殇和山东疫苗事件，与上述三件热点事件不同，山西疫苗事件中地方疾控中心主任涉及违规经营疫苗流通企业，并终因贪腐被查，疫苗之殇中的孩子确实是因为疫苗严重不良反应而导致悲剧，山东疫苗事件则也涉及复杂的非法经营案情，这三起事件中的疫苗或者疾控工作者是有过失的。

在笔者看来，典型研究案例的集体性差异化选择，也折射出公卫疾控学者与新闻传播学者看待这一研究议题的本质性矛盾。也就是说，公共卫生、疾控学者的出发点往往是保护疫苗，因此不由自主地把媒体放在了对立面上；而新闻传播学者的出发点往往是理性看待媒体，因此也偏爱选择为媒体辩护的案例；于是，疫苗 - 媒体变成了二元对立的角色，而公卫疾控学者与新闻传播学者的研究取向某种程度上放大了这种二元对立。这一点，与当前的医患关系与媒体报道的情况颇有些类似，不仅一些激进的医生意见领袖，如烧伤超人阿宝几乎每次医患纠纷事件时都会指责媒体报道有问题，某些学者也认为医患关系的紧张，是医媒关系的错位导致的，"'茶水发炎'事件是我国医患生态恶化产生的一起极端案例，其策划、执行者所代表的媒体引发新闻娱乐化、新闻伦理等一系列问题"。

第二，关注媒体在疫苗相关报道中的角色、记者选择与新闻伦理，可放置在媒介化现实与新闻专业主义的理论视角下思考。

如上文所述，由于观察视角的不同，新闻传播学者在研究疫苗与媒体这一议题时，并不关注公众信任的丧失和接种率的下降，而是关注媒体的角色与记者的取舍。典型如《新闻舆论监测的方式选择——以"山西疫苗事件"为例》，作者开宗明义，《中国经济时报》记者对"问题疫苗"的报道，可谓舆论监督的典范。然而，"问题疫苗"的系列报道所引起的疫苗"拒打潮"，却让人始料不及。面对舆论监督的副作用，人们很容易进入因噎废食和顾此失彼的认识误区，这都是进行舆论监督时应该引以为戒的。这几乎就是与公卫疾控学者的直接对话了。再如《探析网络舆论监督的优点及存在的问题——以"山西疫苗事件"为例》，作者虽然坦诚，真相仍不清晰，但也认可网络舆论监督的方式，认为应当给予网络媒体和记者博客揭黑更多的宽容。《场域理论视野下的山西问题疫苗事件——"政治场"与"新闻场"的博弈》看似有新意，将布迪厄的场域理论引入解读山西疫苗事件，但换汤不换药，基本讨论的还是舆论监督的问题，以及放置在二元对立的框架下。

事实上，"山西疫苗事件"至今仍然有迷未解，地方卫生厅坚称，发病儿童与疫苗的"高温暴露"无关，而之所以疫苗会"高温暴露"，实际上是因为被查的原山西省疾控中心主任栗文元违规经营疫苗流通企业，他要求员工把自己公司经营流通的疫苗，都贴上"山西省疾控中心专供"的标签，结果导致疫苗脱离冷链环节下操作，存在一定的安全风险。那么，到底这些发病的儿童是因为什么生病？权威部门始终未能一一解释。可以这样理解，记者揭黑，舆论监督指向的是地方疾控官员贪腐，这当然应当鼓励，但是导致了公众，尤其是山西省民众对于疫苗安全的担忧和接种恐慌，这种"副反应"是不是在记者应当考虑的范畴？笔者认为，这其实涉及新闻伦理的范畴，也就是记者在价值排序上会更看重什么。

《疫苗之殇》一文更为典型。如果说山西疫苗事件中，媒体报道的或死或残的 300 名孩子是否真的与疫苗有关无从定论的话，《疫苗之殇》的记者历时两年多找到的 26 个孩子，全部都是各地疾控中心明确诊断鉴定的疫苗严重不良反应案例。由于预防接种的不良反应是比例数字，无论科技如何进步，始终无法消除那千万分之一；而我国疫苗接种基数大，每年达到数亿剂次，因此，总归会有那么一些被"恶魔抽中"的儿童。记者认为，这些孩子不该被遗忘，所以他刻画了每个孩子令人涕下的悲剧。换言之，一个事实，是我国计划免疫事业取得了举世瞩目的成绩，消除了天花、消灭了脊髓灰质炎、控制了乙肝，但另一个事实是，这些严重不良反应的孩子也活生生地存在，他们所在的每个家庭都是一场悲剧，于是，到底是关注整体的成绩，还是关注个体的悲哀，变成了记者的一种抉择。

进而言之，媒体的取向与记者的选择，实质上涉及媒介化现实的问题。媒介化现实是个由来已久的问题，最早可以追溯到李普曼在《公共舆论》一书中提出的"拟态环境"，"我们头脑中关于世界的图像并不是对外部世界的反映，只是对大众媒体营造的拟态环境的反映"。"拟态环境"理论其实指出现实世界已是"不可触、不可见、不可思议的"，人们需要借助媒介的报道来认识复杂的世界。李普曼认为，人们借助媒介来认识世界，就必须要注意到媒介的存在，因为媒介处于人和环境之间，媒介向受众提示的环境往往并不是现实环境的"镜子"式的再现，而是传播媒介通过对象征性事件或信息进行选择、加工和机构化之后向人们提示的环境。媒体有权利选择报道的角度，选取符合自己价值观的事实片段，重新进行组合后进行传播。此后，无论是议程设置理论，还是涵化理论，都基本顺延了媒介化现实这一理论逻辑。而到了后现代主义学者鲍德里亚这里，表征与现实关系都被重新倒置了，从前人们相信媒介是再现、反映和表征现实的，但鲍德里亚认为媒介正在构成（超）现实，而这样的新的媒介现实，"比现实更现实"，信息和意义都已经"内爆"了。

抛开媒介化现实与现实到底谁更真实不谈，笔者认为，这一理论至少给予我们启发的是，信息化和全媒体时代，媒体已经变成人们理解社会不可或缺的中介；因此无论是指责媒体还是为之辩护，恐怕都没有切中问题的要害，科学界和媒体界各掌握一部分事实，双方都认为彼此的事实更为重要，僵持不下的结果就是公说公有理、婆说婆有理，而公众除了围观看热闹，始终无法触摸到更为完整的图景。然而从目前的学术研究来看，"媒介化现实"似乎更是一把批判媒体的武器，尤其当涉及健康和科技类议题时，学界的观点是科学的事实胜过了媒体的事实。比如《我们的社会需要逃命新闻吗？透视甲型 H1N1 流感》一文中，媒介化现实被作者与新闻奇观和新闻暴政相联系，认为这种不必要的恐慌是由缺乏专业素养的记者和缺乏社会责任的媒体导致的。

关于记者的专业素养又涉及另一个问题，也就是新闻专业主义。有学者指出，疫苗事件造成了巨大的舆论海啸，引发了民众的心理恐慌和谣言四起的局面，实则反映出我国的新闻媒体所面临的新闻专业主义困境。新闻专业主义于 19 世纪末兴起，其背景是科学主义和工具理性在现代工业社会的确立。因此，新闻专业主义的实质是记者的专业体现为客观、中立，记者是"局外人"或者"观察者"，应当把报道对象物化和客观化，新闻记者的最高境界是做一只墙上的苍蝇。如果从新闻专业主义的视角来看，在报道疫苗这一涉及医学和科学的议题时，记者确实应当"闭嘴"，以科学家的发言和权威的政府发布为准绳。

然而，新闻专业主义本身是一种神话，近年来也遭到了解构，这与哲学层面上的语言学转向不无关系，科学主义和工具理性都遭遇到了自身的合法性危机，于是对话新闻学便应运而生。按照对话新闻学的理解，新闻传播不能被简化成贝罗传播模式（SMCR），记者与其报道对象之间是对话的关系，而不是观察的关系。任何一个新闻人物或新闻事件都具有多义性、开放性，不存在唯一的权威阐释，记者的职责实在新闻报道中呈现各种不同信源和话语之间的意义角力。对话新闻学概念的引入，有助于化解科学界与媒体界、传播界当前的二元对立矛盾，也有助于将疫苗与媒体之间的研究引入更开放和多元的意义空间。

第三，思考自媒体传播的特点及其如何在相关疫苗事件中放大了噪音，新媒体环境下信源的权威如何建立。

关于新闻伦理和记者抉择的论文从国际来看并不多见，因为上文已述，英国 DPT 和 MMR 等热点事件并非因媒体炒作而爆发，而是源于学术造假或者期刊发文引发的社会争议，因此这个研究方向并不是国外期刊关注疫苗与媒体的主线。不过在另一个相对前沿的研究方向上，国内外新闻传播学者却找到了共鸣，就是新媒体出现所带来的变化。

2016 年的山东疫苗事件非常典型，此事件与以往发生的疫苗热议事件最大的不同，就是其在微信舆论场的全面发酵。因此，尽管公卫疾控学者依然延续了 KAP 的研究习惯，如《中国公共卫生》刊发了山东 2016 年非法经营疫苗案件对天津市儿童家长预防接种态度及行为影响的调查；但新闻传播学者都不约而同地使用了"自媒体""新媒体""社交媒体"这样的关键词来捕捉媒体发展给疫苗事件传播带来的变化。

这些研究的主旨是：①微信为首的自媒体显现出了传播主体平民化、传播用语标签化、传播内容个性化、传播效果放大化等特征，在突发事件的传播上发挥越来越显著的作用；②由于微信的传播特点，海量信息里夹杂了大量的噪音，对政府和权威部门的舆情管理带来挑战；③新媒体和传统媒体在议程设置方面有所互动，呼吁政府进一步发挥传统主流媒体的舆论导向作用。上述这些研究虽然捕捉到了新的传播趋势，但是并不是疫苗安全相关事件所特有的现象，除了根据经典的噪音公式，健康相关议题在自媒体环境下更容易产生噪音，因为其与公众的相关性更密切，其他公共舆情事件中（如雷洋事件、魏则西事件等）也都是如此几条规律，研究没有触及核心。

相较而言，顾中一的硕士毕业论文《从山东疫苗事件论突发公共卫生事件的社交网络健康传播》启发性更强。该论文通过对 26 360 名网友就山东疫苗事件的调查发现，获得突发公共卫生事件信息的渠道以互联网为主，其中来自微博、微信的占 77.45%,92.5% 的调查对象使用移动端。看过疫苗相关科普作品的人群，其有关疫苗知识的认知程度要高于从未看过任何疫苗相关科普作品的人群，对于疫苗知识认知程度越高，事件前后对于是否给孩子接种自费疫苗的选择发生改变的比例越小。在信任度层面，网民对独立的意见领袖信任度最高，高达 88%；其次是学术和科研机构（比如中国疾控中心），为 81.6%；对政府的信任度只有 29.2%，对传统媒体的信任度最低，为 22.8%。这一研究实质上表明了，互联网和媒介技术的发展带来的社会扁平化，由于权威出现了迁移，传统的权威是由于社会地位或职务职称而被赋予的，然而新媒体环境下的权威更多地体现在自媒体人格上，其对于职务职称的门槛要求较低，而对于是否在公共话题上积极发言、是否承担社会责任、是否具有道义人格等要求更高。

国外相关研究也聚焦到信源及信任的方向上。佩茨（Petts）指出社交网络对于加强家长对疫苗的理解和信任很重要，倡导以用户为中心进行健康传播十分重要。哈塞（Hasse）进一步引入了叙事信息（narrative information）的变量，他的实证研究表明，当信息中包含大量叙事性元素，就会形成一种偏见效应（biasing effects），无论是支持疫苗还是反对疫苗的信息，都会因为叙事性元素的加入而影响到信源本身的传播力。这也就可以解释，在2016年山东疫苗事件风波中，《疫苗之殇》的旧闻新炒起到了关键性的传播作用，因为原本案情的通报是干巴巴的新闻事实，并没有哪个"受害者"死于涉案疫苗，叙事性元素并不多；而《疫苗之殇》在微信圈突然火爆，正好为涉案疫苗"找到"了一个个鲜活的受害者，疫苗叙事元素丰富、人物故事有血有肉，因此无论是政府、疾控专家，还是世界卫生组织，这些信源的权威度和信任度都打了折扣。

这个研究方向更有前景，并且可以找到公卫和传播学者合作的结合点。事实上，根据KAP模型，知、信、行三个因素除了彼此关联之外，其本身也受到若干因素的影响，如知识层面，信息的有效性与针对性、媒介的传播能力与方法、个人媒介的接触习惯与信息素养均会影响个人的信息获取；而信源的权威性、媒介传播效能、诉求紧迫性、效果显著性则会影响信任或态度的变化；行为方面，行为改变的基本条件与要素是否具备，环境的一致性和压力作用，改变行为的成本等也都是个体决策时考虑的因素（图23）。换言之，疫苗接种的社会信任和接种与否是非常复杂的多重关联，反观目前公卫疾控学者的研究，大多都是简单地从K推导A进而推导P的直线因果逻辑，而较少引入更为复杂多元的变量，对整个模型的深度挖掘不足，于是媒体报道就单一性地凸显出来，似乎成为接种率下降的绝对影响因素；而新闻传播学者方面，对于KAP模型重视程度不足、量化研究不够，除了信源权威性之外，在个人接触习惯、诉求紧迫性和行为成本方面，都可以进行更为科学的研究设计，并尝试与公卫疾控学者合作。

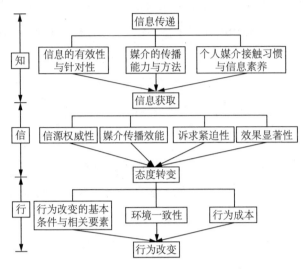

图 23   KAP 模型图，KAP 之间并非简单的线性逻辑（张自力，2009 年）

可能的融合方向：风险社会语境下的沟通与对话

如上文所述，在疫苗与媒体这个研究话题上，公卫疾控学者与新闻传播学者的研究现状基本上是各行其是、自说自话的状态。

公卫疾控学者偏爱 KAP 模型指导下的定量研究，每当疫苗安全遭遇媒体集中报道和舆论热议，相关论文就"井喷"式地出现，国内外公卫疾控学者对接种率的下降和可能爆发的疫情表示出深深的担忧，对媒体报道倾向于采取对立的立场，倡导科学客观的传播立场。新闻传播学者更偏爱定性的、案例式的研究，在经历了零散的、点缀式的探索之后，近年来相关研究不断涌现，并逐步有了差异化的方向。一方面聚焦到疫苗安全报道中的新闻伦理和事实选择，另一方面关注微信等自媒体崛起之后带来的传播规律变化，然而前一方向多少有些为媒体辩护的色彩，坚持面对舆论监督的副作用，不能因噎废食，与公卫疾控学者形成鲜明反差、似乎在隔空喊话，后一方向则浮于表面，并未深度挖掘出新媒体环境下疫苗事件的传播与其他公共舆情事件的传播有什么本质性的不同。最为尴尬的一点是，无论是国内还是国际，公卫疾控与新闻传播两个领域的学者几乎没有合作的论文，科学界与传播界似乎迟迟没有对话。

不过，一个趋势性的端倪是，近年来"风险"一词开始同时出现在公卫疾控与新闻传播学者的研究论文中，有望成为科学界和传播界学术对话的"桥梁"。其中，中国疾控中心和地方疾控中心专家合写的《风险沟通与疫苗相关事件》是罕有的公卫疾控专家从风险沟通视角看待疫苗事件的论文。文章提出，风险沟通属于一个较新的领域，我国正处于起步阶段。从发达国家的经验可以得知，它不是简单的发布信息，还包括各种冲突的合理解决、公众的参与以及双向的信息交流。当涉及公众利益的疫苗相关事件发生后，合理的风险沟通，有助于建立和启动公众理性。这与传播学界试图将疫苗事件放置在风险社会的语境下解读，多少形成了共鸣点。

虽然疫苗领域的科学家们认为风险沟通是比较新的概念，但事实上在更为宽泛的科技传播和健康传播领域，风险沟通已经成为显学。其主要发轫于 20 世纪的美国，由于科技的进步和工业的发展，人类社会出现了很多难以预料的危机，"风险"一词开始被理解和采纳，乌尔里希贝克的《风险社会》更是将这一概念推广到全球学术界。根据美国国家科学院的定义，风险沟通是个体、群体以及机构之间交换信息和看法的相互作用过程，这一过程涉及多方面的风险性质及其相关信息，它不仅直接传递有关的信息，也包括表达对风险事件的关注、意见以及相应的反映。在国际上，世界卫生组织和国际粮农组织都在积极推广风险沟通有关概念；在我国，食品安全是科技领域相对比较早采纳有关概念的，新组建后的国家食品药品监督管理总局专门设有风险评估中心和风险交流处，并在该机构的组织下，联合专家撰写了食品安全风险交流丛书。相较而言，我国在疫苗和疾控领域，对风险沟通的重视程度不够，基本停留在引荐相关概念和口头重视层面，无论是在机构设置上还是相关论著上，抑或是实际操作层面上，都未有安排。

风险沟通研究视角的引入，有助于缓解当前公卫疾控学者与新闻传播学者各说各话的局面，也有助于突破当前疫苗安全"媒介化现实"的困境。

首先，风险沟通强调风险，也就是不确定性的传播，这与疫苗接种的特点十分契合。不可否认的是，疫苗接种存在不可预知的风险，无论不良反应率是千万分之一还是亿万分之一，这个"之一"或者说对于某个个体的"百分之百命中"

总是存在的；因此至少在疫苗相关议题上，政府或专家就不能沿用在政治领域确保式表达，应当承认风险的存在，承认科学的不足与无力，平时科普宣传、鼓励民众接种疫苗时不能拍胸脯地否认一切风险，出现舆情事件、舆论引导时也不能试图否认任何安全隐患，希冀公众不受到任何影响。

其次，风险沟通中的"风险"，既包括客观存在的风险，也包括主观感知的风险。前者可以由科学家进行测量和评估，但是公众的风险感知必须通过倾听、调查和沟通去获得。公众对疫苗安全的风险感知常常和专家风险评估的结论不同，并掺杂对个体利益的保护和复杂的情感因素。这意味着风险沟通并不是依靠科学界单向的努力就可以解决的，而是需要关注风险主体的反应，建立起与公众的实质性对话，甚至借助大数据等工具，实现对细分人群风险感知的差异性捕捉；由于公众感知是风险影响的关键因素，"沟通"就成为风险管理的必然。而风险感知，也可以成为公卫疾控与新闻传播学者合作研究的命题。

最后，风险沟通强调多元利益相关主体的对话，除了媒体之外，专家、公众、疫苗厂商、接种医生等都是疫苗接种的利益相关主体。多元主体的引入，一方面有助于缓解科学界与媒体界、传播界的二元对立，避免把媒体报道作为影响公众行为的唯一变量去看待；另一方面，对话意识的引入，也契合了客观新闻学被对话新闻学取代的趋势，毕竟包括记者在内的任何人都不可能消除主观的认识与偏见，科学界不能俯视不具备科学素养的媒体与公众，媒体和公众也做不到不带着情绪去观察和思考，因此回归到主体与主体之间的平等对话，是理解各方关切的前提，也可能是化解矛盾的那把钥匙。

公卫疾控的关注焦点：
知－信－行模式与接种行为影响

知-信-行模式也被称为 KAP 模式或 KABP 模式（Knowledge-Attitude-Belief-Practice Model）。该模式被广泛应用于健康传播的诸多领域，特别是健康教育与健康促进。

知-信-行模式最早是由英国的健康教育学者柯斯特提出，用以说明知识、态度/信念和行为的改变，在促进个人健康行为改变方面的关联作用及健康教育产生作用的发展过程。

柯斯特提出的知-信-行模式是一个线性的发展过程，三者之间是递进的关系，即认为健康知识和信息是人们形成正确认知、态度和信念的基础；已经形成的有关健康知识的正确态度和信念，则是最终改变行为的动力。

张自力在《健康传播学：身与心的交融》一书中，对知-信-行模式发生作用的影响因素进行了详细梳理，认为三者之间的递进关系并非必然存在，而是受到多种影响的限制。

他认为，知-信-行链条的首要环节信息传递的效果如何会受到以下因素的影响：信息的有效性和针对性，媒介的传播能力和方法以及个人的媒介接触习惯和信息素养。当受众接受信息后，是否会产生态度的转变，则会受到这些因素的影响：信息的权威性，媒介的传播效能，个人健康诉求的紧迫性以及行为效果的显著性。而至于受众是否会根据接收到的信息和已经形成或改变的态度、信念，最终采取有利于自身的健康行为，则与以下因素有关：一是行为改变的基本条件和相关因素，二是环境的一致性，三是行为成本。

张自力将影响知 - 信 - 行模式发生作用的环节和因素进行了分解，指出在知、信、行三个环节中，影响各自产生效果的因素是不一样的。这提示我们，在实践中运用或是使用知 - 信 - 行模式对受众行为进行分析时，要避免仅从三者递进关系角度出发，而是要综合考量多方面的因素。

知 - 信 - 行模式强调，"知"是"信"和"行"的基础，如果没有知识、信息的传播，让受众对信息有所了解，就无法形成有利于采取行动的态度和信念而最终采取有益的行动。

从公共卫生和疾控学者研究的角度来看，"知""信""行"构成了知 - 信 - 行模式研究的三个重要领域。

"知"作为整个模式发挥作用的第一步，也是当前该领域的学者研究最多的领域。通俗来讲，"知"就是知识、信息。具体来看，"知"其实包含更多的含义。

第一，是知识、信息本身，即传播的知识、信息是什么。知 - 信 - 行模式在实际的运用过程中，总被默认为是积极的，认为传播的知识、信息是正确的，受众通过接收正确的知识、信息从而形成正确的认知和态度，并最终采取有益于自身健康的举措。但在现实生活中，通过各种途径传播的健康信息，并非是理性、科学和正确的。从这个角度来看，在传播知识、信息的阶段，其实需要同时解决以下两方面的问题：一是传播理性、科学、正确的信息，以助于受众形成理性、科学的认知；二是对错误的信息不断进行澄清和纠正，以期扭转受众形成的错误认知甚至是已经采取的不利于健康的行为措施。

第二，是知识、信息的传播形式。影响信息传播效果的因素有很多，传播形式即为最重要的影响因素之一。要确定知识、信息最终采取何种形式进行传播，首先需要明确的两个问题是目标受众是谁？信息传播的途径是什么？在明确了这两个问题后，再根据目标受众的要求、不同传播途径的特点等，最终确定所采用的传播形式。

第三，是知识、信息的传播途径。之前提到，信息的传播最终采取何种途径进行传播也会对信息的传播效果产生重要的影响。一般而言，越接近目标受众使用频率越高的传播途径，产生的效果越好。

随着社会进步和媒介技术的发展，通过大众传播途径传播信息，已逐渐成为研究的重点。预防接种与大众传播之间的关联性，也成为公共卫生和疾控学者研究的重要领域。从国内来看，不少学者通过研究发现预防接种与大众传播之间存在一定的关联性。朱道文对基层农村人群接种乙肝疫苗的影响因素进行研究，他发现广播和电视（80.97%）已经超过医生（79.36%），成为研究对象获取乙肝疫苗知识的最主要途径。

"信"作为 KAP 模式发挥作用的中间环节，是将正确的认知转化成为采取有利于自身健康行为与举措的桥梁。当受众接收到有关预防接种的正确信息后，将认知转换成为正确的认知，所需要的时间要远远多于对正确信息的接受时间。将认知转化为信任的态度，实际上也包含两方面的含义：一是通过长时间的正确信息的积累，对所传递的信息本身产生信任，进而将这种信任转化成为对某一事物或事件的信任；二是在接收到大量正确信息后，扭转已经存在的错误态度或不信任的态度，然后再培养信任。

"行"是 KAP 模式的最后也是最重要的一环，无论是前期的传播正确的信息，形成正确的认知，还是中期产生信任的态度，最终目的都是能够转化成为实际的行动。正如前文张自力的研究所言，最终采取有益于自身健康的行为也会受到多重因素的影响。

从 KAP 模式发挥作用的三个阶段——"知""信""行"来看，每个阶段是递进关系，但是最终影响的受众群体，其实是一个递减的过程。虽然传播的正确健康信息足够多，但其中能够让受众产生信任态度的只有其中一部分，而最终将态度付诸行动的受众则会更少。

国内学者对知 - 信 - 行模式与预防接种关系的研究时间点存在这样一种特点：即由突发事件引发，在突发事件后，通过分析媒体报道与接种率变化来说明二者之间存在的联系。例如，在近年来出现的"济南非法经营疫苗案""乙肝疫苗事件"等之后，相关的研究文章就会大量地出现。但从学者的研究时间段来看，仍然缺乏长期的跟踪研究。在国外,罗伯特(Robert)对英国百白破疫苗的研究,超过了 50 年,通过对这 50 年来百白破疫苗的接种数据和病例发病情况,更加深刻地阐释了知 - 信 - 行模式与预防接种间存在的关系。

从近 10 年来国内预防接种领域发生事件产生的影响来看,虽然国内仅有少部分学者就疫苗事件与疫苗接种率之间的关联开展了相关的研究,但已有的研究也在某种程度上说明了疫苗事件的发生会对疫苗的接种率产生一定的影响。

2013 年末的乙肝疫苗风波后,中国疾控中心组织了针对十省份的调查。结果显示,乙肝疫苗的接种率下降了 30%,其他免疫规划疫苗接种率下降了 10%。照此计算,每年有 40 万~50 万的儿童面临感染乙肝的风险。

从 KAP 模型出发来分析,部分公众之所以最终采取了放弃接种乙肝疫苗或其他疫苗的举措,与他们对乙肝疫苗质量安全的认知和态度的改变有着一定的联系。

在乙肝疫苗风波发展的过程中,公众通过各种媒介接触到的信息是,湖南、广东等多个地区都发生了由于接种乙肝疫苗而"导致"的死亡事件,如果公众恰好生活在媒体报道案例的地区,则更加天然地和自己联系起来,从而形成接种"疫苗质量存在问题"的论点。加之这一阶段,相关的调查鉴定也在进行中,缺乏有依据、有说服力的调查结果,舆论铺天盖地讨论的结果是,公众对乙肝疫苗的态度产生了变化。根据中国疾控中心的调查,在 701 名接受调查的儿童家长中,将近 30% 的家长对预防接种产生了犹豫的心理。另外有 20% 左右的家长,不想带孩子去接种疫苗。

与此同时,我们也应该看到,目前国内有明确研究显示媒体报道与疫苗接种率存在明显关联的仍然有限,对 KAP 模式的研究也较为简单,未引入更多、更复杂多元的变量,有待进一步地深入。

同时,从已有研究的结果来看,公众的接种行为之所以能够受到媒体报道的影响,也在某种程度上反映出,公众仍然对疫苗缺乏足够、理性的认知,尚未形成较为坚定的态度,容易受到外界信息的干扰和影响,有关疫苗的相关科普工作有待进一步加强。

新闻传播的争论焦点：
媒介化现实与新闻伦理

媒体是什么？

对于媒体，有广义和狭义两种理解。广义的媒体，是指传播信息的中介、渠道或平台。在英文中，介质和媒体是同一个单词：media。媒体这种介质，其功能在于运载信息、使之流动。其运载的信息，通常包括三类：①数据与事实；②消息与情报；③知识。

数据与事实是对事物零散的描述，消息与情报是对数据与事实的提炼和总结，知识则是人类对自然世界、人类社会的系统性认识。从这个意义上讲，媒体在远古结绳记事的时代就存在了，某种意义上，媒体是人类生存、发展、交往、繁衍的必需品。

狭义的媒体，往往指新闻媒体，是储存、呈现、处理、传递具有新闻属性的信息的实体，比如新华社、《人民日报》等。那么，具有新闻属性的信息，与普通信息相比，有什么差别呢？首先，它是公开的，与私密的情报有天壤之别，信息传播越广、知晓人群越多，越具有新闻属性；其次，其具有价值，或经济价值，或社会价值，可以影响、改变人们的生活与生产，因此才诞生了专业生产加工新闻的媒体机构，进行新闻的社会化生产。

新闻媒体被普遍认为具有三种功能：①传播信息，服务公众：这一功能要求媒体应当公正、客观、忠实地传递重要的、有用的、与公众利益切实相关的信息。②舆论引导，社会倡导：媒体能够显著影响人们的认知、态度与行为，因此这一功能也成为各类社会主体重视与媒体打交道的原因。③社会瞭望，舆论监督：优秀的媒体是社会的灯塔，它将大海的惊涛骇浪、暗礁激流告诉决策者，也帮助公众了解政府事务、社会事务和一切涉及公共利益的事情，促使社会沿着法治和道德准则的方向运行。

了解过媒体的广义定义与狭义定义，还不足以理解当今媒体的多元性和复杂性。根据《中国传媒产业发展报告》截止到 2013 年底的数据统计，中国有各类报纸 1935 种（不包括港澳和台湾），期刊 9851 种，广播电视单位 1900 多个，生产广播频道 2100 个，电视频道 2200 个，网站总量超过 360 万个。这些数字仅仅代表传统媒体的数量和规模，如果将新浪微博的各类账号即"自媒体"计算在内，截至 2017 年 3 月 31 日，新浪微博月活跃用户达 3.4 亿；微信方面，截至 2016 年底，微信 +Wechat 合并月活跃账户数达 8.89 亿。然而，上述如此庞大的媒体群体，并不是铁板一块；综合来看，我国当前存在三大类媒体以及与之对应的舆论场：

第一类，"官营"媒体。"官营"媒体也即党媒官媒，由党和政府主办主管，事业单位属性，发挥着显著的耳目喉舌作用，其营造的舆论场体现着党和政府的立场、方针、政策、声音。然而，这一定位属性往往导致官营媒体对"上"有余对"下"不足，在日益成为买方市场的信息竞争中难以抓住受众的心理和喜好，对社会公众的影响力日渐式微。

第二类，"商营"媒体。改革开放启动了媒体市场化改制的浪潮，三十多年过去了，今日除了个别的官营媒体依然是事业单位属性之外，绝大多数的媒体已经演变为自负盈亏的商业企业属性。由于不再享受政府拨款，生存由市场和消费者决定，作为企业的媒体，渐渐更多地受到市场这只无形之手的调控，营利成为商业媒体不得不追求的目标，不可避免地受到广告销售、行业博弈、眼球刺激等诸多经济因素的影响。今日，"商营"媒体是社会舆论的主要影响力量。

第三类，"民营"媒体。我们将之称为"民营"媒体，而不用网络媒体，是因为在网络媒体中，如新浪、搜狐、腾讯、网易等门户网站，依然是"商营"媒体的范畴，是传统的媒体机构生产信息、消费者接收信息的模式；直到博客的兴起、微博和微信的蔚为大观，才充分激活了人人都是记者、每个公民都能经营媒体的时代，也可称之为自媒体时代。当下，"民营"媒体正在蓬勃发展，一方面，其赋予人们更多的言说权利，公共舆论场空前活跃；但另一方面，网络的匿名性和随性化，导致网络舆论场的信息从未有过地鱼龙混杂、真假难辨、动机难测；立二拆四、秦火火被捕所揭示出的网络推手和网络打手产业，更令人意识到"民营"媒体繁荣的背后，是任重道远的网络治理之路。

无论是上述哪一种类型的媒体，我们都需要意识到它们的共性——媒体的背后是一个个的人：写稿的记者、把关的编辑、提出各种要求的广告商、令人捉摸不定的读者群、动机各异的自媒体人……从这个意义上，教科书中对媒体的定义，尤其是对广义媒体的定义，说媒体是传播信息的中介、渠道或平台，就显得不够准确了，忽略了媒体背后一个个人的强大的主观能动性。

重新认识新闻

"新闻是对新近发生的事实的报道。"这是新闻学教科书中对新闻的定义，来自新中国成立后第一任中宣部部长陆定一。毫无疑问，这个定义凸显了新闻对事实的遵从和恪守。在客观主义新闻学的理念中，今天的新闻就是明天的历史；记者就是记录的人，记录别人的话而自己不说话的人；优秀的记者不在于能言善辩，而是堪比历史上流芳千古的史官，能消除个人偏见，默默无闻地忠实记录。

因此，新闻的事实学派或称客观主义派，将新闻的要素（图24）归纳为：①真实性：真实是新闻的生命，是信息成为新闻的前提；②重要性：新闻是重要的事实，对人们有知晓的意义；③贴近性：新闻要贴近生活、贴近群众，成为人们生活、工作、休闲、娱乐的信息参考；④时新性：新闻是新近发生的，这也是其与历史和旧闻的区别。

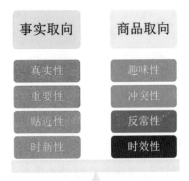

图 24　新闻要素的不同取向

然而，新闻毕竟是媒体的产品，当媒体开启了市场化的改制之后，新闻的定义及组成新闻的要素也随之产生了微妙的变化。今天我们观看四大门户网站的头条新闻，点击 QQ 弹窗或者手机弹屏的消息，阅读都市晚报的头版图片，它们往往更需要具备以下要素：

反常性：一个罹患高血压的患者从没有上过新闻头条，尽管高血压一年导致数十万人死亡，几乎与每个家庭密切相关；一个个"非典"患者或者疑似患者，却在 2003 年的春天频繁登上各大媒体头条，尽管"非典"当年导致死亡人数仅 300 余人，因为"非典"是反常的，高血压是常态的。

冲突性：医患纠纷、砍医伤医的故事往往会被移动媒体第一时间推送，因为它充满了戏剧、冲突、暴力、伤感；尽管事实上，人们更需要知道的，是医院的科研进展和医政医改的最新举措。

趣味性：明星的总人数不超过全人群的百分之一，他们与平常人的生活相去甚远，但是明星们的绯闻、传闻、谣言、秘闻，却占据新闻总量的五成以上，充斥在我们周围，因为这些明星的新闻是趣味的，满足了人们的好奇欲。

时效性：时效与时新不同，时新强调相对的新鲜，但时效已经将能否第一时间刊发作为新闻能否产生效果的关键，对第一时间的追求是极致的。然而，过于强调第一时间，往往牺牲的是报道的准确性。

如图 24 所示，当大多数媒体的本质属性成为商业企业之后，新闻的商品属性和市场价值也在愈发凸显。在新闻的市场学派眼中，新闻的定义成为"狗咬人不是新闻，人咬狗才是新闻"。也许这个定义有些夸张，但在市场的游戏规则之下，消费者是否喜欢是媒体竞争制胜的法宝。人们阅读媒体生产的新闻，将自己的眼球和时间耗费在相应的新闻产品上，这份眼球报告就是媒体向广告商要钱的依据，多少眼球对应多少广告，于是，新闻与事实之间的关联被弱化了，新闻与感官刺激之间的关联被强化了。随着大数据全媒体移动互联时代的降临，新闻愈发变成过剩而不是稀缺的商品，媒体竞争更加白热化，那些将新闻变成商品的要素正在不可逆转地侵蚀着那些将新闻变成事实的要素。某种意义上，客观新闻学时代，正在让位于感官新闻学时代。

重新认识记者

"新闻就是广大群众欲知应知而未知的重要事实。"这是我国新闻史上最传奇的新闻记者之一范长江对新闻所下的定义；他是除美国记者埃德加·斯诺外，第一个正式以新闻记者身份进入延安的战地记者，成名之作为描述抗战大后方的战地通讯集《中国的西北角》，先后担任过新华社总编和第一任人民日报总编。

在新闻信息稀缺、知识分子匮乏的年代，善于交往、善于写作、善于思考的记者毫无疑问是社会的精英，他们是历史的书写者，是忠实记录正在或者已经发生的重大事件的人。

然而，与新闻的定义随着媒体市场化的推进产生了变化一样，记者这个职业的内涵与外延也在悄然发生着天翻地覆的变化。一方面，媒体市场的繁荣催生了百花齐放、百家争鸣的媒体格局，当前我国有将近2000家报纸、2000家广播电视单位和300万家网站，记者不再是社会的稀缺职业和精英之层，工作辛苦、以稿计酬、职业发展不乐观等全面袭来，新闻理想往往要让位于生计压力；另一方面，自媒体时代轰然降临，记者从业门槛几乎降至为零，今天任何一个人都可以将自己的微博、微信、博客打造成自己的媒体发布消息和观点。

在白热化、肉搏化的市场竞争中，记者们无奈地发现，做一个温和平静的记录者，或许难以脱颖而出、难以被人记住、难免沦为寂寞；他们发现仅仅客观地书写和记录是不够的，记者难以再是只记录不表达的人，于是某媒体喊出的口号是"做有态度的新闻"，表达观点、摆出倾向，特别是新颖的甚至是出位的观点，似乎成了一种潮流。

那么，记者到底是如何工作的呢？简单而言，就是两个字：剪辑。人们无法目睹世界的每个角落，无法经历世界发生的每一件事情，因此麦克卢汉才说"媒体就是人的延伸"。然而记者也是一样，他也只能截取某个画面、某个声音、某个故事、某个情节呈现给读者或观众们，而不可能穷尽全部世界报道给人们；因此，裁剪——选择什么、不选什么，以及编辑——如何呈现、如何建构，构成记者工作的核心。

现实要求我们重新认识媒体、认识新闻、认识记者。媒体不仅仅是客观存在的信息传播中介，它的背后有一个个鲜活的人，发挥着强烈的主观能动性。媒体的市场化，不可避免地影响着媒体的追求、新闻的属性、记者的工作。就像人们无法经历全部世界，记者也只能剪辑其中的部分呈现给读者；于是，选择什么、不选什么；解读什么，不解读什么，构成记者工作的核心——你所看到的新闻事实，与他所看到的新闻事实，与真实的事实，也许都不一样。

现实与媒介化现实

媒体告诉你的并非事实的全部

你相信媒体报道的所有消息吗？媒体告诉你的消息也许是事实，但却很可能没有告诉你事实的全部。为什么你无法通过媒体看到事实的全部？李普曼的"拟态环境"理论能够解答这个疑惑。沃尔特·李普曼是美国新闻评论家和作家，也是传播学史上具有重要影响的学者之一。他从哈佛大学毕业后，供职于多家媒体，并于 1958 年获得普利策新闻奖。1922 年，李普曼在《舆论学》一书中提出了"拟态环境"理论，指出现实世界实际上已是"不可触、不可见、不可思议的"，人们需要借助媒介的报道来认识复杂的世界。

李普曼认为，人们借助媒介来认识世界，就必须要注意到媒介的存在，因为媒介处于人和环境之间，媒介向受众提示的环境往往并不是现实环境的"镜子"式的再现，而是传播媒介通过对象征性事件或信息进行选择、加工和机构化之后向人们提示的环境。

按照他的见解，人们通过媒体看到的事实，实际上是经过媒体加工过的事实，媒体有权力选择报道的角度，选取符合自己价值观的事实片段，重新进行组合后再通过媒体进行传播。

虽然媒体在信息传播的过程中存在筛选 - 重构这一过程，但由于这一过程是在媒体内部完成的，既没有受众的参与，也没有将其公开，导致了人们通常意识不到这一点，反而将其作为客观环境本身对待。对媒体的信任度有增无减。

而媒体对人们认知产生的影响远不止于此。

1972 年，美国传播学家麦克斯威尔·麦克姆斯和唐纳德·肖在《舆论季刊》上发表了一篇题为《大众传播的议程设置功能》，对 1968 年美国总统大选期间媒介的选举报道对选民的影响进行了调查研究。

两人采用民意调查和内容分析方法结合的方式，一方面选定了 100 名投票意向不明确的选民，让他们指出当前他们认为最重要的议题并按照提及的次数进行排序，另一方面对九种主要新闻来源的媒介进行内容分析，按照一段时间关于各个议题的新闻条数，将议题从高到低排列成媒介议程。研究发现，选民对议题的排列顺序与这些议题在新闻媒介上排列顺序几乎完全一致。而后续的补充实验也发现，新闻报道模式最突出的议题会成为公众认为的最重要议题。

麦克斯威尔·麦克姆斯和唐纳德·肖将上述研究结果总结为媒体的"议程设置功能"，认为大众媒介通过选择报道不同的议题，赋予各种议题不同程度的"显著性"，在媒介上以不同的力度来报道，以此来决定什么是重要的议题，从而影响公众瞩目的焦点和对社会环境的认知。

以上两个经典的传播学理论说明，媒体对现实世界中的事件以什么姿态呈现在受众面前具有决定性的作用：可以决定哪些事件被强调报道，让受众关注，也可以决定哪些事件不被报道而从受众的视野中消失，以此来"控制"受众看到什么、想什么，甚至引导受众往某个方向思考。

媒介化现实，媒介建构的"现实世界"

大众传播媒介的发展，使人们越来越依赖媒体提供的信息。现代社会，由于人们实际的活动空间、面临的复杂情况、人的精力限制等，亲自参与观察、思考的机会少了，依靠"新闻供给机构"来了解身外世界成为人们对客观环境做出的基本反应。

人们每天和媒体提供的各种信息打交道，用获得信息完善自己的知识体系，不断更新个人价值观，在不知不觉中人成了"媒介化的人"，整个社会被各种媒介发布的信息所环绕，社会也就成了"媒介化的社会"。

在媒介化社会中，大众与真实世界日益疏离，习惯于借助无所不在的大众传媒描绘的世界镜像认识世界，媒介在大众社会化过程中发挥着日益明显的中介功能，每个人都生活在被传媒包围的世界里，常常分不清自己所处的环境，是客观的现实社会还是媒介塑造的信息环境。社会的每一方面都有媒介影响力的渗透。

媒介化社会中，社会的任何一个领域都刻上了传播媒介的烙印，从政治、经济和文化的宏观系统，到家庭和个人的微观层面，都会受到媒介的深刻影响。大众传播媒介已经逐渐超越了信息交流媒介这一最初的功能限制，形成了一股强大的支配性力量，主要表现为三大特征：一是从到达层面看，媒介的辐射性已经大大超越了过去任何时代；二是从攻占层面看，媒介的渗透性已经使受众的信息依赖到了难以自拔的境地；三是从控制层面看，媒介的控制性已经主导受众的思想观念或者意识形态的建构。

媒介成为全天候传播的内容庞杂、众生喧哗的信息海洋，它构成了一个超真实、信息内爆的声光虚拟世界，个人对世界和他人的认识很大程度上只能依靠大众传播媒介才能实现，真实世界与媒介化虚拟世界的界限逐渐模糊，个人的主体意识日趋弱化，个人的意识和思考方式逐渐被媒介格式化和中介化，媒介成为操持社会的显著力量。

媒体"权力"与新闻伦理

记者往往被人们誉为"无冕之王",这也从侧面反映了媒体在现实生活中拥有很大的权力。在国外这种权力被称为"第四权力",承担了舆论监督的重任。美国联邦最高大法官斯图尔特（Stewart）在 1974 年耶鲁法学院成立 150 周年纪念大会的演讲中,明确提出了媒介"第四权力"理论。认为,美国宪法之所以保障新闻自由,其目的就是保障一个有组织的新闻传媒,使其能够成为国家"立法、司法、行政"三权之外的第四权力,以监督政府和各级官员,将媒介监督功能的发挥进一步"制度化"。

简单来看,媒体的"权力"主要涉及两个方面:一是有权选择是否报道,二是有权选择如何报道。这两方面均涉及新闻伦理的问题:该不该报道? 如何报道?

在进行新闻报道时,由于新闻媒体和记者理念、背景、领域有所不同,对什么新闻该报道,什么新闻不报道的选择也有所不同:有些新闻报道能够赢得公众的赞誉,而有些却引发了广泛的质疑。

> 2015 年 1 月 16 日,歌手姚贝娜病逝,并于当晚在太平间临时改用的手术室进行了眼角膜摘取手术。深圳某家媒体的记者为了抢独家新闻,身着白大褂在未征求亲属同意但经手术医生默许之下,潜入太平间进行偷拍,舆论一片哗然。

关于媒体"什么能报道,什么不能报道",一直都是学术界讨论的重要话题,至今仍然没有统一的标准,这既与新闻传播的社会学属性有关,也与媒体和记者的价值取向密切相关。但需要明确的是,一旦媒体的选择与权力"寻租"相联系,则触碰到了新闻伦理的底线,涉嫌违法。

所谓媒介权力的"寻租",是指媒介组织或媒介从业者以手中握有的话语权为资本进行非法交易（包括权权交易、权钱交易等形式）,为自身谋取特殊利益的一种腐败行为,具体表现为"有偿新闻"和"有偿不闻"。前者是通过有偿、有选择的手段,策划"制造"新闻来满足利益集团的特殊意愿,后者则是对某些新闻"视而不见"。

> 2014 年 9 月 4 日，21 世纪网主编等人涉嫌通过有偿新闻非法获取巨额利益，被立案侦查。警方调查发现，自 2013 年 11 月以来，21 世纪网主编刘某、副主编周某以及部分采编经营人员，勾结上海润言、深圳鑫麒麟等财经类公关公司，对于愿意做"正面宣传"的企业，对其收取高额费用，通过夸大正面事实或掩盖负面问题进行"正面报道"；对不与之合作的企业，发布负面报道进行恶意攻击，以此要挟企业投放广告或签订合作协议。涉及上海、北京、广东等省、区、市的数十家企业。

在有关新闻伦理的探讨中，学界更多地将目光投向了媒体报道的"取景框架"上。媒介化现实的重要理论之一"拟态环境"指出，现实世界已是"不可触、不可见、不可思议的"，人们需要借助媒介的报道来认识复杂的世界，而媒介呈现的环境则是传播媒介通过象征性事件或信息进行选择、加工和结构化之后向人们提示的环境。媒体有权力选择报道的角度，选取符合自己价值观的事实片段，重新进行组合后进行传播。

以《疫苗之殇》为例，该则报道的记者历时两年多找到 26 个经由各地疾控中心明确诊断鉴定的疫苗严重不良反应案例，呈现了他们由于接种疫苗而引发的"悲剧"，媒体报道的内容是确实存在的事实。从科学的角度看，再先进的疫苗，也会由于各种原因，导致接种的不良反应的发生。但与此同时，我们也要看到事件的另一面，我国计划免疫实施以来，消除了天花、消灭了脊髓灰质炎、控制了乙肝，保护千千万万个孩子免受相应疾病的袭扰。

我们需要看到，现实是一个"多面体"，不同的媒体、记者，不同领域的研究学者、专家看到的是不同的方面，掌握的只是一部分事实。如何能够让不同领域的人达成共识，让公众不仅能够围观看热闹，也能够看到更为完整的事实图景，是一个值得深思的问题。

在预防接种领域，媒体记者常常面临着这样的两难局面：由于从发生疑似的预防接种异常反应，到最终的鉴定结果出具，有一定的时间差，如果进行及时的报道，但最终的鉴定结果显示与疫苗无关，则媒体有"诱导"受众之嫌；但如果不进行报道，万一真的是疫苗存在安全问题，错失了报道时机，则对媒体的竞争产生一定的影响。在这当中，媒体是否进行报道，该如何报道，总是面临着选择。

可能的合作路径与解决方案：
风险沟通——追寻多赢的对话

风险沟通（risk communication）起源于风险分析和风险管理，对于促进事件处理、告知公众真相、增强政府威信、疏导公众情绪、维护社会稳定等都起到很大的作用。20 世纪 80 年代中后期，以风险评估、心理学、传播学三大学科为支柱的风险沟通研究应运而生。它致力于调和政府、企业界、科学界和公众之间关于风险问题日益激化的矛盾，通过各种沟通方式增进相互了解，促进一种新的伙伴和对话关系的形成。

认识风险

"风险"是风险沟通中的基本要素，个人对风险的认识来源于其价值观、信仰和经历。在公共卫生领域，对"风险"的定义有很多种，其中世界卫生组织 2002 年对风险的定义为：负面效应出现的概率或者导致负面效应的某一因素。即"风险"是某一危险因素导致损害的可能性或概率。

"风险"的传统概念基本认为"风险＝事件发生的概率 × 特定后果的规模大小"，然而，这一等式却无法解释现实中的一个基本问题：为什么很多风险的实际损失很小却导致了公众的狂暴不安，而一些有致命可能的风险却没有引起人们的足够警觉？所以对风险的理解需要考虑风险主体，即考虑风险语境中"人"对于风险的主观感知。

风险与风险感受有着明显的差别：以传染病为例，根据卫生部公布的 2003 年全国传染病疫情报告，上半年发病数排在前三位的是：病毒性肝炎 39 万余人、肺结核 29 万人、细菌性和阿米巴性痢疾 11 万人，而"非典"的 5327 病例，远不及这些传染病。但是，当年的"非典"占据了媒体难以计数的头版头条，导致公众的狂躁不安。

鉴于风险与风险感存在明显的差异，风险沟通研究者桑德曼·斯洛维奇（Sandman Slovic）等在风险感知研究的基础上，提出了"risk= hazard+outrage"（"风险＝危害＋愤怒"）这一重要命题。这种对"风险"概念理解的转变是深刻而富有革命性的，它使政策制定者们在决策时开始更为关注风险主体的真实感知。因此，科学地认识风险，称为风险评估，而公众主观地认识风险，则称为风险感受（图 25）。

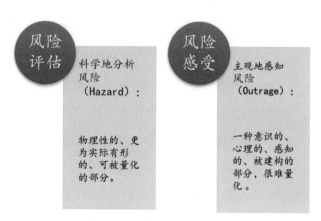

图 25　风险评估和风险感受

风险评估有一套科学的程序和方法，政府部门和科学家等利用这套程序和方法，客观地对风险做出评价。然而在风险沟通中，了解公众的风险感受也同样重要。这是因为，公众的风险感受常常和风险评估的结论不同，并掺杂有对个体利益的保护和情感因素。如果公众主观认为某一危害物带来的危害高，而风险评估的结论是危害低，那么忽视风险感受则有可能让突发公共卫生事件成为可能。这意味着风险沟通并不是依靠沟通者单向的努力就可以解决的问题，而是需要关注风险主体的反应，建立起与所有利益相关者的实质性对话；换言之，由于公众感知是风险影响的因素，"沟通"是风险管理的必然。

认识风险沟通

美国国家科学院（The National Academy of Sciences）对风险沟通做过如下定义：风险沟通是个体、群体以及机构之间交换信息和看法的相互作用过程；这一过程涉及多侧面的风险性质及其相关信息，它不仅直接传递与风险有关的信息，也包括表达对风险事件的关注、意见以及相应的反应，或者发布国家或者机构在风险管理方面的法规和措施等。

风险沟通专家皮特·M.桑德曼（Peter M. Sandman）曾经提出：说到风险沟通的核心，"小心"和"不要恐慌"两个信息都很重要，但经常被人们忽略。也就是说，首先要让社会公众理性认知风险，并保持适度紧张，但同时要告诉社会公众，风险是可以管控的，以使其增加对政府的信任。

研究者卡尔·乔治·亨德尔（Carl George Herndl）和斯图尔特·C.布朗（Stuart C. Brown）认为，"风险沟通中，价值、信仰和情感不只是来自公众，技术信息也不只来自专家。相反地，这是一个信息的互动交换，在此所有的参与者均沟通、诉求、参与价值信仰和情感。通过这个过程，公共政策决定被社会建构出来"。

简言之，风险沟通就是与目标受众双向交流与潜在的、不确定的风险有关的信息，其目的是为了降低风险造成的影响、避免危机的发生。如图26所示，把握这一概念需要牢记三个关键词：第一，风险沟通是"双向"的沟通和对话；第二，风险沟通交流与风险相关的"各种"信息，包括风险本身以及相关利益群体的态度、立场与行为（比如政府为应对流感大流行采取的各项举措以及相关政策规定等）；第三，风险沟通是有"目的"的传播行为。风险沟通是风险管理中不可或缺的组成部分，是决策者与其他利益相关者进行信息交换的过程和制造同意的过程，旨在对风险进行综合管理、降低风险对各方利益的损耗。

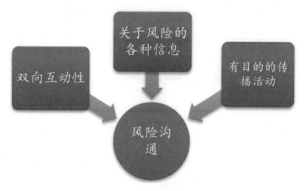

图 26　风险沟通的特点

我国对风险沟通的研究开始于 1996 年。在经历了"非典"、甲型流感流行等全球性的公共卫生突发事件之后，风险沟通对于突发传染病预防控制及公共卫生事业发展的重要性不断凸显，成为学界研究和一线实践的显学。

武汉大学的学者强月新认为，风险沟通被纳入到风险研究中来，根源于专家的风险预测与公众的风险感知之间的差距。风险沟通旨在搭建风险议题讨论的公共领域，提供不同利益主体之间开展建设性对话的制度空间，以便对持不同观点的支持者进行理性评议。风险沟通应该是开放的、交互的，其结果反映了社会对风险的集体定义。

世界卫生组织总干事谈风险沟通的重要性

"过去的五年里，我们在控制疾病爆发方面取得了巨大成功，但是我们直到最近才认识到，对于疾病爆发控制来说，风险沟通和实验室分析以及流行病学调查一样关键。"

——前世界卫生组织总干事李钟郁博士

2004 年 9 月

从国际上来看，美国的风险沟通实践起步较早，已经形成了覆盖联邦、各州及郡县三个层面的风险沟通体系。我国也在 2009 年首次正式将"风险沟通"写入卫生部文件《卫生部办公厅关于做好 2009 年卫生新闻宣传工作的通知》中，提出"卫生新闻发布要按照公开、透明、及时、全面、准确的原则，以理顺机制、完善制度、规范工作为重点，加强危机传播和风险沟通。"

风险沟通的适用范围

概括而言，风险沟通适用于与公众健康、安全或生命质量相关的议题，包括环境保护、核能安全、公共卫生等领域，而且往往用于有争议的情景。从价值取向上来看，风险沟通强调保障公共利益，关心一般民众对于风险的看法与认知，同时强调决策者与利益相关者的对话，以降低风险对公民个人和整个社会的危害。

具体而言，关于风险沟通在公共卫生领域的适用范围，世界卫生组织以如下表格（表6）进行了阐释：

表6　沟通工具示例

沟通工具示例	
媒体广告（例如印刷物、TV）	新闻稿/简讯/新闻发布会，电视或广播新闻的黄金时段采访
情况说明书/常见问题	广播或电视谈话节目，电话交谈节目
媒体采访或公共演讲	社会媒体（例如博客、脸书网、推特网等）
伙伴、利益相关者和免疫规划会议	网站
利益相关者、伙伴或咨询论坛的报告	公共服务公告
给卫生保健人员的信	周刊中的采访
广告、传单、传阅的小册子	当地社区、服务俱乐部、志愿者组织
已计划好的社区活动	宣传牌
电子邮件、服务器、网站、论坛（这些工具对特定受众传递特殊性信息很有用）	科学文献、报告和其他研究
其他（布道、演讲、演出、音乐等）	

社会关注度的高低以及沟通对象对沟通者的信任程度是衡量是否需要风险沟通的两个核心标准：当某一项即将开展的关切公众身心健康的公共卫生行动/政策/事件处于高社会关注度、同时又匮乏社会信任时，风险沟通十分必要；反之，如果这一即将开展的关切公众身心健康的公共卫生行动/政策/事件处于低社会关注度、同时社会信任程度又较高时，可选择不开展风险沟通。

举例说明，按照世界卫生组织 2009 年修订的对流感大流行警戒级别的划分，目前我国处于第 3 级。在此阶段，数量有限的人际传播可能是在一些条件下发生的，例如，受感染者与不加防护的护理者之间密切接触，但由于目前与公众沟通不足，公众对流感大流行的认识不足，处于"低关注度"状态。然而，随着病毒的发展与变异，发生的有限传播有可能转化成一定区域内的广泛传播，并导致"社区层面爆发"，即进入第 4 阶段，这时公众关注度激增，甚至出现恐慌情绪。更重要的是，由于我国公共卫生突发事件频发，处于社会的转型期，目前"信任"处于脆弱状态。不论应对流感大流行我们处于上表中的"低关注度""低信任度"状态，还是"高关注度""低信任度"状态，开展风险沟通的必要性都很凸显。

为更好地理解风险沟通的使用范围，必须厘清"风险沟通""新闻宣传"与"健康教育"的关系，下面的"小资料"进行了概念辨析。

概念辨析：风险沟通、新闻宣传、健康教育三者之间的区别

在公共卫生领域，风险沟通、新闻宣传、健康教育都是以传递信息作为主要工作内容的政府传播行为，但是三者的适用范围、面对对象、主要目的略有差异，具体差异如下表所示：

	适用范围	面对对象	主要内容与目的
风险沟通	具有潜在风险时（某件事情处于高关注度、低信任度时尤其适用）	媒体、公众以及各类利益相关者（包括政府内部）	通过传递与风险相关信息，包括表达对风险涉及人员的关心以及介绍政府采取的积极举措，帮助公众克服心理上的不安，并采取政府推荐的预防或减少风险的行为举措；增进政府、媒体与公众的三方信任
新闻宣传	日常状态下（政府意图主动推介公共政策／工作成绩／典型人物时尤其适用）	以媒体为主	全面、准确、主动、及时地通过新闻发布等形式向公众介绍政府各项工作的进展情况和取得的成效；并针对境内外的舆情动态，及时发布权威信息，解疑释惑，形成公共卫生工作的良好社会氛围和舆论环境
健康教育	日常状态下（公众对某些健康话题存在误解，或整体知识水平不高时尤其适用）	以公众为主	通过向公众传递健康知识，改变人们对待某一健康话题的态度，继而改变相应行为并做出有利于健康的选择，从而促进社会健康的整体提升

单从三个概念的外延而讲，风险沟通包括了新闻宣传和健康教育。

必须强调的是，尽管工作的侧重点不同，但是新闻宣传和健康教育也可以有机地整合于风险沟通实践中，成为风险沟通的重要组成部分。具体而言，可以通过有针对性地健康教育，促进公众对相关话题的理性认识，进而影响他们对于风险的感受与认知，以降低风险发生的概率和破坏性；还可以通过新闻宣传，正面宣扬政府为保护民众健康采取的各项积极举措，增进媒体与政府的良性互动，优化政府部门的形象与声誉，进而巩固社会的信任程度，以提高政府对于风险的控制力和舆论引导力。

风险沟通："双赢的对话"

风险沟通是一场"双赢的对话"，其目的是在沟通者与沟通对象之间制造同意、构建信任，以最大程度地避免或降低风险对各方利益的损耗。

除去其他利益相关者，风险沟通中"对话"的双方主要是政府与目标受众。一般而言，目标受众是公众中的某一群体，其利益与风险事件直接相关，但也有特殊情况。比如应对流感大流行风险沟通的目标受众就是所有社会公众。

基于此，风险沟通的目的主要包括三个层面：

第一个层面，对于目标受众而言，风险沟通的目的在于增进他们对于风险的理性认知，继而缓解不安全感、提升满意度，并采取有效行动进行自我或家庭防护、抵御风险的侵扰；

第二个层面，对于政府而言，风险沟通的目的在于加强对于风险的综合管理与协调控制能力，塑造政府部门形象、提升政府的美誉度；

第三个层面，对于社会而言，风险沟通的目的在于维护或构建社会信任、促进社会矛盾或争议的解决，缓解或避免风险对于公共利益的损害。

需要强调的是，在以上三个层面中第三个层面的目的最为重要，也最难达到。换言之，风险沟通的最核心任务就是维护或修复社会信任。

只有在建立了社会信任的基础上才可能实现健康教育、构建共识等目标。风险沟通的效果往往取决于沟通双方信任关系的质量。在风险面前，专家和决策者承认自己并非是全知全能的，更重要的是，"风险＝危害＋愤怒"这一命题就告诉我们，风险管理不仅包括对其可能造成的危害的管控，也包括对社会情绪和公众心理的调试，要尊重公众的权利诉求和心理需求。风险沟通者只有基于这样的认识前提，才能在沟通实践中更好地促进与目标受众的良性互动，并有效地与利益相关方建立良好的信任关系。

风险沟通的原则

为了实现风险沟通的双赢目的，风险沟通时须遵从四项原则，分别是：准备、及时、选择、真诚。

准备原则

风险沟通切忌打"无准备之仗"，做到未雨绸缪、提前计划、周密准备至关重要。

风险沟通的准备原则体现为在风险事件来临之前有步骤、有计划地做一系列准备工作，包括科学评估风险、调查目标公众的风险感受、明确风险沟通的目标、建立风险沟通工作机制、拟定风险沟通信息库（口径库）、设计风险沟通核心信息、建立风险监测与舆情预警系统、撰写风险沟通应急预案、制定风险沟通工作计划，等等。

总之，要通过准备做到"知己知彼"，一方面明确主要沟通对象的风险感受和信息需求；另一方面预测可能出现的风险并围绕这些风险因素建立工作机制、设计沟通信息、撰写应急预案、制定工作计划等。

及时原则

风险沟通讲求及时。遵从及时原则的好处在于：一方面通过及时、主动、准确地发布相关信息，展示公开、透明、自信、阳光的政府形象，为风险沟通的核心目的——赢得公众信任奠定基础；另一方面也在于把握先机、掌控沟通中的主动权，避免陷入疲于应对的被动局面。

需要强调的一点是，"及时"并不等同于盲目追求"第一时间"，而在于对沟通时机的洞察与捕捉，是相对的"及时"而不是绝对的"及时"。风险沟通的秘诀在于在恰当的时机用恰当的方式表述恰当的语言。何谓"恰当的时机"？需要沟通者在科学评估风险、调查目标受众风险感受的基础上，在已经做好充足的风险沟通准备的前提下，综合各种因素予以考量和判断。

> 例如，在我国应对甲型 H1N1 流感时，基于对我国国情的认识和民众对相关疾病的心理认知判断，我国政府的风险沟通始于这一疾病尚未传播到我国境内之前，一方面促进公众对这项疾病产生警觉和自我保健意识，另一方面也在疾病大范围流行之前普及了相关防控知识，起到了很好的舆论铺垫效果。

选择原则

风险是潜在的危险，具有不确定性和或然性，这一特点决定风险沟通须遵从选择原则。

这是因为：一方面，公众对于风险的认识水平与理解能力程度不同，特别是当公众处于一种焦虑和恐慌状态时，其处理和理解信息的能力会大幅下降，此时如果传播者将风险信息不加选择地一股脑儿抛给公众，其效果可能反而使得他们更加躁动不安、不知所措；另一方面，由于风险的不确定性和难以预测性，政府决策者和专家学者对于风险的评估也是循序渐进的过程，为了最大程度地优化风险沟通的效果，风险沟通者往往需要对风险进行甄别，并选择最重要且最必要的风险信息进行沟通，恰当地利用"选择原则"，以避免遭到误读、误解或被其他社会"噪音"（比如媒体误报等）所干扰。

真诚原则

风险沟通的核心目标在于维系、构建或修复社会信任，也就是说风险沟通除了信息的交流之外，还要在沟通者与沟通对象之间建立情感关联，使沟通对象对沟通者产生信赖感，不仅从道理上被说服，更从心理和情感上认同沟通者及其传递的风险信息，将之视为可靠的信任来源、共度风险的伙伴和避免风险侵扰的指路者。

如何体现真诚原则呢？在风险决策前主动调研公众对于风险的感受、仔细倾听公众的信息需求，在沟通中表达对目标受众的关心、同情与支持，用人性化的语言安抚社会的不安情绪、强调共享的目标和价值观，开诚布公地告知政府掌握的风险相关信息、建立收集民意的渠道与机制，召开各种形式的公众或媒体座谈会等方式都能传递出沟通者真诚的态度。

风险沟通的基本理论

风险沟通专家科韦洛（Covello）、皮特（Peter）、沃伊泰茨基（Wojtecki）和海德（Hyde）在 2001 年提出了信任决定理论、负面优势理论和心理干扰理论三种风险沟通理论。

信任决定理论（*trustdetermination theory*）

该理论指出人们在负面情绪中时容易产生对信息的不信任。风险沟通者与其所面对的公众建立长期信任关系很重要。但是，信任需要经过长时间的共同努力才有可能建立，却可以十分容易地遭到破坏。信任的这种特点使信任本身的建设变得相当困难。但是，又因为风险沟通中如果没有沟通双方的信任，沟通的障碍就不可能被真正克服。因为高敏感情况下的公众不相信沟通者在聆听他们的呼声，所以风险沟通者需要很高的主动聆听技巧。如图 27 所示，根据风险沟通学者科韦洛（Covello）的研究，发现"聆听 / 关心 / 同情"在决定信任的各种因素中，占 50% 的比例。因此主动聆听是风险沟通成功与否的关键所在。

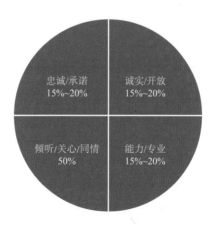

图 27　信任决定因素（来源：Vincent Covello,PhD）

基于此，在疫苗接种的风险沟通工作中，风险沟通工作者要注意倾听社会公众的声音，并对其持续地表示关心和同情，最终与公众达成稳固的信任关系，优化风险沟通效果。

负面优势理论（*negative dominance theory*）

该理论认为当人们有压力时，他们会以负面的眼光看待世界。负面言论多于正面言论。负面优势理论在风险沟通方面有两个层面的意义：第一，因为负面信息对于个体的影响更为深远，所以在呈现负面信息的时候，我们应当同时呈现大量正面的信息或解决问题的策略，以用来缓解负面信息对个体的心理冲击；第二，正是由于负面会吸引更多的关注，人们对它的记忆也更为持久，所以它的影响要远远高于正面信息。因此，与公众进行沟通时，风险沟通者应该谨慎应用负面言语，因为这些负面言语的语义会被处于压力之下的人加以放大。在这种情况下，至少需要三条正面信息才能抵消一条负面信息（图28）。

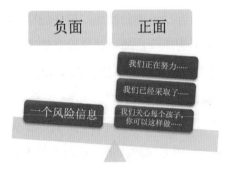

图28　负面优势理论

基于此，在疫苗接种的风险沟通工作中，我们并不是规避负面信息，因为风险的不确定性，负面信息是不可避免的，因此，风险沟通工作者要注意负面信息和正面信息的平衡，让社会公众更多地了解政府采取的举措，以及应对流感大流行的决心和态度。

心理干扰理论（*mental noise theory*）

该理论指人们在负面情绪的压力情况下聆听和理解信息有困难。严重的风险事件给个体带来强烈的心理冲击，就像在心理上形成了一种强烈的噪音背景。在这样的心理噪音下，个体的知觉能力会受到干扰，并在相应的风险认知水平上表现出来。研究者认为当人们处于压力之下，他们会感到自己受到威胁，同时他们知觉信息的能力和有效性也都会受到极大的损害。这种理论要求一次传递少于三条关键信息，信息持续时间不长于 10 秒钟或 30 个字，重复信息，有可能的话应用视觉信息。

基于此，在疫苗接种的风险沟通工作中，我们要避免长篇大论的官话、套话，风险沟通的关键在于核心信息的传播，如果有条件，可以开发视频短片，在公共场合滚动播放。

风险沟通的基本方法

风险沟通的"5W"模式

在公共卫生领域，风险沟通是以政府卫生部门为传播主体的传播行为。借鉴传播学理论经典的 5W 模式，可以发现当明确了风险沟通的主体（who）之后，需要考虑的不外乎以下四点因素：沟通什么（what）、与谁沟通（to whom）、何时沟通（when）、经由什么渠道沟通（with what channels）。另外，鉴于风险沟通非常强调"双向互动"性，对沟通对象的反馈信息（feedback）也要及时掌握。因此，风险沟通的基本方法就是围绕以上因素对风险沟通进行合理的定位，并周密地执行。

沟通什么？

明确并设计风险沟通的核心信息及主要内容，是开展风险沟通首先要解决的问题。美国疾病预防控制中心专家梅琳达·弗罗斯特（Melinda Frost）认为，风险沟通中的信息应具有以下特点：简单、及时、准确、可信、一致、连贯。

那么，风险沟通时应当传递哪些信息呢？一般而言，应当包括四方面内容：一是对风险事件的说明与解释，介绍和分析潜在的风险因素，并预测风险事件可能的发展趋势；二是推介政府的应对举措、展示政府的应对能力与目前为止的成效；三是针对个体的指导，包括相关知识及个人应该采取的行为建议；四是有助于建立情感关联的信息，包括表达关切、同情、支持与帮助。

需要特别强调的一点是，风险沟通时切忌一味"高唱凯歌"、对可能危害到公共利益的风险因素避而不谈；如是公众就会错误地认为形势一片大好，而一旦突发事件爆发，媒体和公众的包容度就会急速下降，并判定一定有"人祸"，继而要抓出"坏人"进行惩治。但是，如果提前告诉公众风险因素有这些、那些，也很有可能会导致公众过于紧张、担心和不安，那么该如何把握这个"度"呢？

风险沟通研究专家科韦洛（Covello）、皮特（Peter）等人的"负面优势理论"（见上文）可为如何把握风险沟通的"度"提供有益启示。

"负面优势理论"指出，当人们处于不安或被高度关注某一事件的时候，他们经常会首先往消极的方面考虑，会习惯性地"杞人忧天"，但与此同时他们也渴望被告知积极的有助于引导他们不往消极方面思考的提示或信息。因此，风险沟通研究专家提示我们：在告知风险信息的同时，要同时公布三个积极的消息来平衡一个负面的消息。

与谁沟通？

风险沟通中，需要识别利益相关者，了解他们对信息的需求，并寻找合适的渠道把这些信息传递给他们。一般来说，大众传媒是与公众沟通最快捷也最有效的手段，当然，通过媒体也可以和其他相关利益团体沟通。

疫苗接种的相关利益者，包括卫生界、科学界、企业界以及媒体等。除去这部分利益相关者，风险沟通中"对话"的双方主要是政府与目标受众。在应对流感大流行风险沟通中的目标受众就是所有社会公众。在进行风险沟通时，需要意识到"社会公众"是一个分层的概念，其中有些人群起到了至关重要的桥梁作用，这些人群是风险沟通的"靶心人群"，需要重点进行沟通。

何时沟通？

风险沟通中对于沟通时机的把握是否得当也将显著影响风险沟通的效果。从大方向来看，风险沟通须尽早开展，当经过风险评估和风险感受调查，初步认定风险足够大（即无论是客观结论还是主观判断）时，风险沟通就可以开始。及早进行风险沟通有诸多好处，包括：

1. 有充分的时间进行议程设置和舆论引导；

2. 有足够的时间研究潜在风险的发展趋势；

3. 通过"首因效应"，给公众留下深刻印象；

4. 可以持续地提供信息，成为权威信息的供应者；

5. 可有机会提供尽可能多且全面的信息；

6. 可有机会纠正错误信息和错误理解；

7. 可充分沟通利益相关团体，化解争议、制造共识；

8. 社会压力小；

9. 对风险的掌控力高；

10. 显示对公众的关心和关切。

需要注意的是，"及时"不等同于盲目追求"第一时间"，风险沟通须在充分准备的基础上，根据具体的风险情况选择恰当的时机，切忌毫无准备、慌乱上阵。

在把握沟通时机时要避免鲁莽强占"第一时间"，更要避免反应滞后、延误正面出击的时机而陷自己于被动的局面。如何避免反应滞后？从媒体报道、舆情统计中可以大致判断风险是否有向危机发展的趋势，也就是风险沟通是否到了时不我待的时候。下面的风险沟通工具箱可以帮助沟通者进行判断：

如何初步判断风险是否向危机发展

查看你所在地区的主要报纸、杂志、网站、博客、贴吧、BBS 等有关该风险事件的报道和讨论，有了初步印象后利用下面的表格判断。

不会向危机发展的迹象：	向危机发展的迹象：
A.字里行间体现出对政府和相关部门的信任；	A.媒体误报、不够理性；
B.正面报道数量多；	B.坊间谣言；
C.有第三方专家的支持。	C.网民讨论增多；
	D.舆论情绪化，并有舆论领袖发出质疑。

2010 年秋季全国麻疹疫苗强化免疫活动，在 9 月初，北大某些专家发表言辞激烈的博文，部分网民对强化免疫活动的必要性及世界卫生组织的目的提出质疑；加之谣言短信散播，致使部分家长对疫苗质量及安全心存疑虑。基于此，可以初步判定：风险向危机阶段发展。于是，9 月 6 日卫生部出面辟谣，7 日上午中国疾病预防控制中心也组织专家进行在线访谈、回应舆论关切，通过种种风险沟通措施及时地影响了舆论走向。

经由哪些渠道沟通？

风险沟通时，沟通者须同时认清自身拥有的或者掌控力较强的沟通渠道，以及沟通对象偏好或者接受信息相对便捷的沟通渠道，然后尽量选择沟通者可控制且符合沟通对象需求的渠道开展风险沟通。

表 7 列出了风险沟通的常用渠道。如果风险级别较高时，可采取打包策略，综合运用多种渠道；也可以针对当地的实际情况（包括媒体是否发达、公众接收信息的习惯）有侧重地使用某几类沟通渠道；风险沟通时，须尽量避免使用单一渠道，以避免沟通产生盲区，或者滋生不信任情绪。

表 7　风险沟通的常用渠道

	描述	掌控力	适用人群
大众媒介渠道	包括报纸、电视、广播、门户网站、手机短信等，一般以新闻报道的形式沟通信息	较弱，特别是对商业媒体和网络媒体的掌控力较弱	全人群，包括政府内部系统和社会公众
社区与场所渠道	包括交通枢纽及公共场所，大中小学校、医院、居民社区等，一般以传单或讲座的形式交流信息	一般	普通社会公众，特别是对流动人群比较适用
人际渠道	包括会议、培训、研讨等政府内部传播渠道；也包括针对一般居民的入户教育、个人咨询等，一般以对话的形式沟通信息	较强，但对执行者的沟通能力要求较高	会议渠道主要用于政府内部系统或者与学界、企业界进行沟通，面对面沟通可用于偏远农村地区
小媒介渠道	简报、电子邮件、传单、手册、宣传画，一般以凝练的文字或形象的图画传递信息	较强，但须确保文字和图片的准确性和科学性	对于目标公众较为适用

反馈

风险沟通的重要一环，就是及时地掌握沟通对象的反馈意见，对风险沟通效果有一个基本的评估，这也是风险沟通区别于传统线性传播的关键。风险沟通是一种动态的双向行为，而双向的沟通对信息发送者来说应得到充分的反馈。只有风险沟通的主、客体双方都充分表达了对某一问题的看法，才真正具备风险沟通的意义。所以，不管是沟通什么样的信息，通过何种渠道进行沟通，风险沟通最重要的是通过沟通对象的积极参与，最终达成共识。

风险沟通的方式

风险沟通的方式是多种多样的，例如，书面沟通、会议沟通、网络沟通等。在此我们从是否书面沟通、是对内还是对外的沟通两个维度对风险沟通的方式进行介绍。

书面沟通和口头沟通

书面沟通是以文字为媒介的风险信息传递，是一种比较经济的沟通方式，沟通的时间一般不长，沟通成本也比较低。这种沟通方式一般不受场地的限制，因此被广泛采用。这种方式一般在需要十分准确地传递信息的情况下采用，比如新闻通稿、宣传材料、文件、报告、信件等。

口头沟通是指借助于口头语言实现的风险信息交流，它是日常生活中最常采用的沟通形式。主要包括口头汇报、会谈、讨论、会谈、咨询热线、电话联系等。

对内沟通和对外沟通

对内沟通一般指在系统内部，依据机构明文规定的原则进行的信息传递与交流。例如部门与部门之间的公函来往、部门内部的文件传达、召开会议、上下级之间的定期信息交换等。比如，为应对流感大流行举办的部门培训、电视电话会议等。

对外沟通是指除去对内沟通之外的一切沟通活动，其主要是面向外部的。可以通过各种媒体，或者直接面向社会公众，比如，新闻发布会、媒体通气会、网站发布，等等。

参考阅读

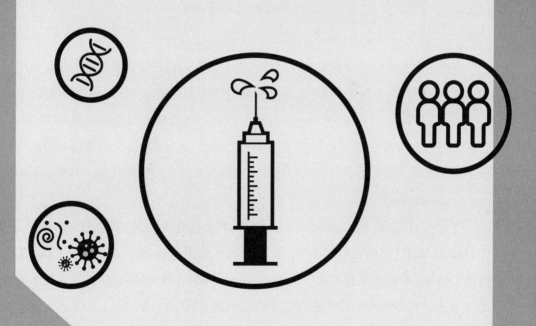

疫苗安全性事件：
沟通应对的管理（WHO）

前言

　　本指南旨在为应对疫苗安全性事件提供有效沟通计划制定和管理的信息策略和工具。它附有一个快速指南，是为免疫规划管理人员和合作伙伴设计和使用的。

　　世界卫生组织（WHO）欧洲区办事处疫苗可预防疾病与免疫规划司（VPI）感谢所有人在本指南编写过程中贡献的精力和经验，以及提供的撰稿。团队十分感谢任何对本指南出版的意见和建议。获取更多信息或提供反馈，请致函 *vaccine@euro.who.int*。

　　史蒂芬 D. 希尔（Stephen D. Hill）（加拿大川特大学）、凯伦 E. 马（Karen E. Mah）（WHO 日内瓦总部 HSE 司）、蒂姆·瑞恩（Tim Ryan）（美国 CDC, 东南亚 DGHA) 和罗布·巴特勒（Robb Butler）（WHO 欧洲区办事处 DCE 司）在 2011 年 5 月哥本哈根会议中撰写了本指南的第一稿。感谢 John Clements（澳大利亚墨尔本大学）对本指南的完善和定稿，以及对所附手册的编写。

　　所有作者对 VPI 其他团队成员的支持表示感谢。对其他合作伙伴和 WHO·总部同事的重要审核诚致谢意。

缩略词

AIDS acquired immunodeficiency syndrome 获得性免疫缺陷综合征

AEFI adverse event following immunization 预防接种不良事件

BCG bacille Calmette-Guérin (vaccine) 卡介苗

DT diphtheria toxoid 白喉类毒素

DTP diphtheria-tetanus-pertussis vaccine 白喉 - 破伤风 - 百日咳疫苗

EPI expanded programme on immunization 扩大免疫规划

FAQ frequently asked questions 常问的问题

GACVS Global Advisory Committee on Vaccine Safety 全球疫苗安全咨询委员会

HIB haemophilus influenzae type B b 型流感嗜血杆菌

HIV human immunodeficiency virus 人类免疫缺陷病毒

MMR measles, mumps and rubella (vaccine) 麻疹 - 腮腺炎 - 风疹疫苗

MOH Ministry of Health 卫生部

MPI mass psychogenic illness 群体性心因性疾病

NGO non-governmental organization 非政府组织

NID National Immunization Day 国家预防接种日

NITAG National Technical Advisory Group 国家技术咨询组

NorAID Norwegian Agency for International Development 挪威国际发展署

NRA National Regulatory Authority 国家监管机构

OPV oral polio vaccine 口服脊髓灰质炎疫苗

Q&A Questions & Answers 问答

SARS severe acute respiratory syndrome 严重急性呼吸综合征

TB tuberculosis 结核病

UNICEF United Nations Children's Fund 联合国儿童基金会

VAPP vaccine-associated paralytic poliomyelitis 疫苗相关麻痹型脊髓灰质炎

VRE vaccine-related event 疫苗相关事件

WHO World Health Organization 世界卫生组织

一、引言

　　疫苗是促进个体健康和减少疾病负担最有效的公共卫生措施之一，它每年能够减少约 600 万儿童死亡，这种挽救生命的效果可转化为直接的（医疗卫生保健费用）与间接的（劳动生产率）投资效益和经济增长。据估计，疫苗已经节省数百亿美元。然而，与疫苗的效果相比，公众更加关注疫苗的安全性，在某种程度上是因为疫苗只预防疾病而不治疗疾病。由于疫苗产生效果时不能显见，所以其益处很容易被公众遗忘或忽视，相反，公众更加关注与疫苗有关的、极罕见的不良事件。

（一）为什么需要本指南?

　　预防接种可以为全球健康带来好处，它已不像 10 年前那样容易或者明显地受到认可。近几年，预防接种相关信息已经成为公众和媒体关注的焦点。在大众媒体高度关注的环境下，应当怎样告知公众关于疫苗和预防接种的信息呢? 管理国家的免疫规划工作需要深入了解预防接种技术方面的知识，然而，免疫规划管理者不断地被要求对真正或可疑疫苗相关事件（VRE）所导致的沟通问题做出应对; 他们并没有针对这些问题接受过培训。本指南提供了实用、有益的策略和工具，来帮助免疫规划管理者规划和管理当地社区、国家或国际 VRE 的沟通应对问题。通过阅读本指南，你将学会如何运用沟通策略和工具，提高公众对疫苗的信任和信心，并最大限度减少 VRE 的消极影响。

　　当前，信息传播非常便捷，即使没有合适的专业信息，有关疫苗的负面评论也会像病毒一样在网络上传播。因此，媒体已发现在疫苗安全问题上具有丰富的唾手可得的信息。然而，很多预防接种领域的专家常把媒体当作"头号公敌"。我们相信，本指南会使这一新环境成为巨大机遇，将有关疫苗利益方面的好消息向全世界传播，并帮助建立与媒体的互惠合作关系。

（二）如何使用本指南

　　运用强劲的沟通原则和策略并不能取代以证据为基础的风险分析。因此，本指南应作为 WHO《疫苗安全性风险管理指南》的姊妹篇。但是各国情况不同，我们建议各国可将本指南改编成适合本国的 VRE 沟通计划或指南。本指南仅重点针对 VRE 的沟通策略，不能解决其他危机情况（例如引起全球关注的公共卫生紧急事件）。

二、环境

（一）了解新的沟通环境

自从 200 年前琴纳开始研制天花疫苗以来，疫苗给人类带来了不可否认的利益，并且可以保证，在未来若干年里疫苗将会带来更大的利益。然而，没有任何一种疫苗是绝对安全的，也没有任何一种预防接种体系可以完全避免人为错误；这就会给疫苗的声誉带来挑战。

现代沟通不断地运用传统媒体和互联网，为传播疫苗和预防接种信息提供了更多的成功方式。公众已经产生强烈的欲望，想要了解涉及他们及其家人的有关预防接种问题的信息。本指南将会帮助业内人士以合适的方式和场合去提供那些信息。家长迫切想知道，给孩子接种疫苗，他们是否做到了完美无缺。互联网、报纸、广播和电视也在努力填补这些信息鸿沟，但不总是能够达到好效果。

民间新闻通过互联网已经产生了分享、听取和查阅任何观点的能力。新闻摄像机和工作人员甚至可渗透到最偏远地区，通过卫星链接将信息实时地传送到全世界。这种结果给全球各地的预防接种服务人员带来极大挑战。发达国家意识到敏感刺激的信息和新闻材料的快速传播仅限于"久经世故"的消费者；很多疫苗问题同样也影响着发展中国家。如果一些机构和政府不能同心协力，及时提供准确的疫苗相关信息，我们所面临的全球形势将会恶化。在这个领域中风险和行为改变的沟通还需要做出新的努力。健康服务人员需要在认识新环境和如何传播正确疫苗信息方面接受培训。

疫苗"绝对安全"或"完全危险"的理念已导致出现两极分化的意见：最好的情况是意见毫无帮助且不正确，最坏的情况是意见高度分歧。情绪化争论的升级尽管起初只是局部问题，但能很快波及邻国，继而波及世界其他国家。

使用新沟通环境的技巧

1. 使用反疫苗者有效使用的沟通渠道和策略，变成自己的优势；

2. 使用有效或可快速获取的科学信息。已有的强大科学信息可以回击反疫苗者对近几年疫苗相关的耸人听闻故事的诉求，但这些信息最初未被有效地利用；

3. 制定自己的沟通计划，快速防止疫苗恐慌变为疫苗危机；

4. 阐明疫苗及疫苗如何起效——这是建立信任和获得意见领袖信赖的重要步骤。

（二）文化敏感性

为了建立对疫苗安全性和效果的正面公众认知，疫苗接种的利益和风险需要以证据为基础谨慎地解释。信仰体系、文化、政治和宗教是影响人们如何理解沟通信息的部分因素。因此，为了信息的有效性，你必须对信息加以精简以适合所要沟通的人群。尽管沟通的主要信息是相同的，但如果针对不同人群采用不同的提供方式，那么信息会更有效。

（三）公信力

脊灰疫苗的 SV40 病毒污染和 H1N1 爆发是早期的疫苗安全危机事件，这些事件清晰地显示了在发达国家中疫苗的公信力是如何遭到破坏的。疫苗安全性持续受到更广泛的公众关注。替代药物和传统药物已经开始流行并取代传统的医疗保健方法。它们填补了对传统方法不信任留下的空白，并提供了保持健康的整体研究方法。部分是由于这些新看法，家长越来越不愿意给自己孩子接种疫苗。他们害怕接种疫苗的潜在损害，同时，以前常见的疫苗可预防疾病（如脊灰、白喉）几乎消失，使他们陷入安全的错觉之中。

疫苗公信力面临的进一步挑战来自两类人群：一类人群采用不同于国家免疫规划的计划；另一类坚持己见，认为政府或一些公共机构正在密谋腐蚀公众。疫苗使自己陷入了这种辩论之中。一旦疫苗用于完全不同的问题（例如个人的公众形象、权力和控制力）的政治争论，疫苗的声誉就会经常被玷污。另外，食品、药品和生物制品的污染带来的恐慌，已经造成了体系信任缺失。阴谋的主题已经被很多流行电影或电视剧所利用。更广泛的医学新闻也未能幸免这种现象。霍罗威茨（Horowitz）在他的《新兴病毒》中宣称，政府有组织地、故意地用诸如艾滋病病毒的物质污染疫苗。让大多数严谨的科学家难以置信的是，这本书竟然发售了，而且人们成群结队去听他的演讲。

在过去的 20 年里，几乎每个国家的免疫覆盖率都快速地增长。因此，有些地区的预防接种工作没有开展充分的后勤和疫苗接种操作方面的培训。在这种情况下，就会发生本可以避免的实施错误，包括注射器消毒不正确或不充分、接种剂量、时间或途径错误、错用药品取代稀释液或疫苗。在接种疫苗和其他医疗过程中的不安全注射操作是目前公认的疾病传播的重要来源。

（四）当地谁是媒体

主要媒体包括印刷的报纸和杂志、电视和广播、互联网。社区广播、电视和当地报纸也是有价值的媒体。他们可能是政府控制的或是自由的媒体，但他们在任何危机的沟通中都是有价值的朋友。不要忽视任何潜在的杂志或记者站，他们能可靠地将你的信息发布至你的主要听众。列出当地所有媒体，并注意，那些报道疫苗负面消息的媒体也会利用利益集团的网址，例如脸书网和推特网。

（五）如何建设性地运用新环境

1. 保持对疫苗的自信心

预防接种专业人员阻止关于疫苗的错误信息和观点扩大的最重要行动是要对其充分了解和自信。疫苗与 20 年前几乎相同，如果说有何不同，那就是现在的疫苗更安全了。多年来，疫苗挽救了数百万人的生命，而且只要正确地使用，还会继续挽救更多生命。一篇负面新闻文章改变不了这个现实。即使发生一起与疫苗相关的悲剧，也不会改变疫苗是人类健康最有效的公共卫生手段之一这个事实。如果对接种疫苗的正确性缺乏充分的了解和自信，健康服务人员很容易因某报纸在专业上的个人攻击而变得气馁。家长在不断地寻求疫苗安全性的保证，他们会非常关注医疗服务人员的模棱两可的态度。

2. 了解媒体是做什么的

媒体具有很多功能，例如收集和传播信息、充当公众监督者、发售报纸、吸引观众或听众。他们是营利机构（除非政府运营），没有义务报道健康专家告诉他们的所有信息。他们在极大程度上沿着道德线运营，试图报道每个问题的两面性。媒体对公众理解预防接种起着关键作用，可以产生积极或消极的影响。媒体是否报道预防接种，尤其是在预防接种负面事件发生后，很大程度上取决于免疫规划项目与媒体战略合作关系的建立。与媒体发展良好关系的基础是诚信和相互信任。

3. 了解媒体想要什么

了解媒体想从一个故事中得到什么，有助于你提供给他们所需的信息。他们并不想伤害你的人格（很多人认为如此）。由于媒体最感兴趣的是那些能够吸引注意力并可销售，或者增加观众视觉或听觉的故事，他们使用的方法就是把事件戏剧化、感情化和个性化。危险在于，媒体如果没有获得正确的信息，就可能认为健康服务或负责预防接种的官员漠不关心、无能，甚至很危险。一些记者采用的写作手法很容易诱导公众舆论，在情感上与他们站在一边，此时似乎是疫苗造成儿童伤害，使儿童或其家长处于低沉状态。悲哀的是，疫苗是否真正造成危害，这个潜在的问题可能会被想当然，或不完全地讨论。请记住，记者经常工作到截稿期限，在此期限之前可能会放弃不能及时获得的资源。

什么吸引媒体或公众关注故事？

他们报道	他们喜欢	他们会问
(1) 激动或害怕 (2) 灾难或引人注目的事件 (3) 带个人色彩的戏剧性事件（如反应停事件） (4) 争论或冲突（如部长与工厂） (5) 未知或不明原因 (6) 揭露玩忽职守和疏忽大意 (7) 波及多人 (8) 非预期（如麻疹疫苗和自闭症） (9) 观点极端 (10) 位置（靠近自己的乡村或医院） (11) 讨论（特效药或毒药，顽固的成见） (12) 名人链接——英雄 (13) 波及儿童和孕妇 (14) 令人可信的谣言或媒体故事	(1) 戏剧性 (2) 准确而简单 (3) 带解释的统计（如可能） (4) 清晰的来龙去脉（部分图示） (5) 最权威的评论和解读 (6) 有争议的问题 (7) 调查故事的两面性 (8) 及时地应对	(1) WHO——谁受到影响或谁负有责任？ (2) WHAT——发生了什么？正在做什么？ (3) WHERE——在哪儿发生的？ (4) WHEN——什么时候发生的？ (5) WHY——为什么会发生？ (6) WILL——会再发生吗？

人听闻的媒体故事很容易使人们对事件产生恐惧和愤怒感，这些事件要么是

预防接种的偶合症，要么是局部的无征兆的实施差错。此外，媒体倾向于报道事件的数量，而忽略事件的很小的发生率（占接种剂次的百分比）。一起不明原因的事件，当被媒体与预防接种联系起来时，就会引发强烈的恐慌。

（六）与媒体建立合作关系

媒体大概是你所拥有的最有影响的宣传工具，在动员公众支持和制定政治议程方面起着关键作用。建立媒体合作关系有许多实用性步骤，媒体合作关系能够极大提高获得更多、更友好的媒体报道。由于媒体领域竞争激烈，获得基本权利非常必要。首先，绘制各种媒体位置地图，并确定特定联系人，例如健康记者和健康编辑。目标确定为定期向关键媒体提供信息，与有兴趣和诚信的记者建立良好的专业性合作关系。即使预防接种问题的新闻报道是负面的，这时也通常可以传播自己的信息。只要有想象力，即便最坏的情况也可转变为有效的文章，以显示疫苗真正的价值。

定期向新闻记者提供针对性资料的技巧

1. 提供预防接种利益方面的"人物"故事

2. 提供疾病爆发和预防接种趋势的"新闻"故事

3. 提供志愿者开展疫苗服务的"趣味"故事

4. WILL——它会再发生吗？

（七）举办非公开会议

一种证明有效的方法是与媒体举办非公开会议，邀请关键媒体的记者与政府、（预防接种、健康促进）利益相关机构一起参加非正式会议，讨论一系列议题和问题。各方应达成理解，严格确保会议讨论是非公开的，即讨论的任何内容不能发表。会议的目的是允许双方倾听和回应有关问题、关注和观点。这包括澄清疫苗规划内的技术问题，促进理解（或消除误解），或解决实际问题，例如短时间内新闻发言人的起用。 这种双向沟通和对话可在媒体与政府部门之间建立理解和信任。这将在未来进一步形成更好的合作关系，减少信息误报。

三、什么是疫苗相关事件（VRE）

（一）定义

有六种疫苗相关事件能够对预防接种规划产生消极影响（图 29）。

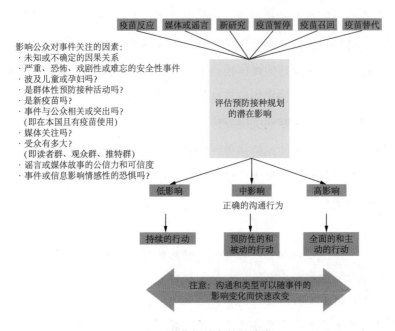

图 29　疫苗相关事件的分类

1. 预防接种不良事件（AEFI）——接种疫苗后发生的怀疑是由预防接种引起的医学事件。它可能是疫苗反应或者因接种错误所致。事件也可能是"偶合症"①。

2. 与疫苗或预防接种有关的新研究或实验数据。

3. 媒体报道或者当地的疫苗谣言。

4. 疫苗暂停。

5. 疫苗召回。

---

① 偶合症是与某剂次疫苗接种同时发生但并非由疫苗引起的事件，例如麻疹 - 风疹 - 腮腺炎（MMR）疫苗与 1 岁左右时自闭症的发作。一起事件并不引起另一起事件。如何用可靠的方式与家长沟通信息是每名接种人员应掌握的技能。

6. 疫苗替代。

（二）疫苗反应

预防接种后可能发生 AEFI，由疫苗本身固有特性或接种实施错误引起。一些轻微反应很常见，在给儿童接种疫苗时应告知家长出现这些反应的可能性和如何尽量减轻对儿童的影响。严重反应很罕见但可能危及生命；然而除非疫苗频繁地导致严重反应，否则疫苗不会被限制使用。

疫苗反应原因的不确定性可加深公众对疫苗安全性的担忧，并且不确定性的时间越长，这种担忧会增加。因此，在确定反应的原因时，必须向公众再次保证案例正在进行全面调查并尽快通知结果。媒体对严重疫苗反应的报道可引起公众强烈的反应（参见后文的"处理危机"）。

（三）新研究或实验数据

疫苗风险和利益的新研究不断地在发表。当研究引起公众关注时（常常通过主流媒体或医学期刊），就会触发沟通应对。与疫苗反应一样，大多数研究不会引起强烈的公众反应。然而，如果它引起了情感反应，尤其是在不确定或有可信来源的情况下，那么就需要认真处理公众的担忧。

（四）媒体报道或当地谣言

媒体关于疫苗安全性的文章涵盖从科学出版物的真实报道到疫苗反应的轶事。地方和国际的疫苗新闻有很多不同的来源（例如网络博客、报纸、广播和电视）。"疫苗谣言"是未经证实的有关疫苗安全性问题的故事。谣言在人与人之间传递，并通过社会媒体渠道（例如推特网或脸书网）或文字得到更广泛的传播。控制正在流传的谣言非常有挑战性（参见后文的"处理谣言"）。

（五）疫苗暂停

暂停公众的疫苗使用将会加深公众的关注和担忧，尤其是已经接种疫苗或计划接种疫苗的个人（及其家庭）。无论暂停疫苗是何种原因，这种担忧都会增加。另一个国家的疫苗暂停可能也需要当地的沟通应对，尤其是你的接种规划使用正在暂停的疫苗。沟通应该阐明暂停的原因、决策过程（解决不确定性）和安全性标准（在接种规划重新开始前必须符合该标准）。暂停疫苗通常是警戒性的，反映了对疫苗的谨慎且安全第一的措施。

（六）疫苗召回

生产企业极少因疫苗安全性问题召回疫苗，例如疫苗生产设备污染。由于疫苗召回很罕见并且导致公众担忧，这些信息会广泛地传播，因此需要采取特殊的沟通措施。（表8）

表8　疫苗召回沟通中需要处理的重要问题

疫苗召回沟通中需要处理的重要问题	
哪种疫苗受影响了？	我的孩子接种了受影响的某批疫苗，他会生病吗？他需要重新接种吗？
该疫苗预防什么？	假如疫苗被污染了怎么办？我应该关注哪些体征和症状？
为什么疫苗被召回？	如果我的孩子还没有接种怎么办？疫苗会因召回而短缺吗？
如何发现孩子是否接种了被召回的疫苗？	如果孩子们不能获得免疫，该疫苗所预防的疾病会发生更多爆发的危险吗？

（七）疫苗替代

与疫苗暂停相似，疫苗替代几乎总是一种计划性的、旨在提高预防接种安全性和有效性的措施。疫苗经常被更新的和稍有改进的产品所替代。如果公众不了解疫苗替代的原因，会引起公众的担忧，这就需要针对替代的目的向公众做出再次保证。

（八）收集信息

当开始调查VRE时，可能在一些知识和问题上存在空白，需要在你确定采取哪级应对之前做出回答。免疫规划和卫生部的同事以及免疫规划伙伴和合作者常常是你获得这些信息的最佳资源。根据所调查事件的类型，免疫规划工作人员（例如实验室、监察、监测、采购或后勤人员）是你最可及、最信赖和最可靠的资源。

也要考虑免疫规划以外的资源，例如国家监管机构、其他部委、公共卫生或医疗机构、大学和战略伙伴。但是，注意不要在调查过程中升级或强调事件。很多例子显示，不恰当的调查步骤和寻找事实的行动会导致小事件也被置于聚光灯下，进而引起不必要的媒体关注，扩大事件的影响。

在 AEFI 或安全恐慌发生后，收集和提供数据的速度对抵制反疫苗者的负面宣传和操纵至关重要。为了快速提供信息，有效的 AEFI 监测和报告系统必须就位。疫苗安全性的沟通要以该系统中的信息为基础。AEFI 侦测、报告和调查的证据支持材料可从一些国际论坛、网络和审核委员会获得。全球疫苗安全咨询委员会（GACVS）[①] 是一个独立机构，其建立旨在提供疫苗和疫苗安全性的科学评估。疫苗安全网 [②] 的建立旨在提供对疫苗安全信息网站的国际认证，目前该网包含 26 家机构的网站。修订的国际卫生条例（2005 年）[③] 也可用于加强 AEFI 的报告和调查。所有这些国际创新可用于加强预防接种的沟通和宣传，但是还需要更有效的 AEFI 报告和调查，以建立更全面、科学的疫苗安全数据库。缺乏数据或不能确定因果关联不能成为拖延对情绪敏感的不良反应开展沟通的理由。迅速提供信息是控制事态的最可靠方法。

四、是否沟通

当免疫规划管理者知道了某起 VRE 时，必须决定是否沟通该信息、如何沟通和向谁沟通。不管 VRE 是真还是可疑，如果不妥善处理，都可能演变成危机（参见下文的"处理危机"）。恰当的告知能加强公众对免疫规划体系的信心，但广泛地告知该问题与免疫规划没有直接关系，只会带来麻烦。本节提供当 VRE 发生时，何时、如何和是否开展沟通的建议。

随着事件对预防接种规划和预防接种公信力的影响增加，积极主动沟通的必要性随之增加。表 9 列举了一些对疫苗安全性公信力的常见挑战，并由弱到强给

---

① GACVS 网址 http://www.who.int/vaccine_safety/committee/en/.

② 疫苗安全网网址 http://www.who.int/vaccine_safety/initiative/communication/network/vaccine safety websites/en/index.html.

③ 国际卫生条例网址 http://www.who.int/ihr/en/.

出了每种情况对免疫规划的影响。对于可预期的低影响事件，沟通的必要性很有限。但对于可预期的高影响事件，沟通的必要性就更迫切。

当判断 VRE 造成的潜在影响时，主要标准是事件是否引起公众关注，进而影响公众对免疫规划的信任。

无论何种 VRE，第一步是要搞清楚发生了什么。该信息对于判断事件是否低、中或高影响至关重要（表9）。

表9　选择疫苗相关事件的应对方式

事件类型	事件可能对免疫规划造成的影响（和应对方式）		
	低影响	中影响	高影响
疫苗反应	–反应不严重或不引人注目 –反应严重但与公众无关（例如在别国发生而本国不使用该疫苗）	–本国的严重反应 –严重反应且与公众有一定关系（例如在别国发生而本国使用该疫苗） –预期媒体关注 –反应发生于儿童、青少年或孕妇	–媒体已经关注 –不明原因的严重反应 –恐怖、难忘或引人注目的反应 –群体接种活动的严重反应 –新疫苗的严重反应
发表的研究或新实验数据	–研究的可信性低 –研究不可能引起公众关注	研究引起部分公众关注	–研究引起高度公众关注 –来源可信度和影响力大 –研究与群体性接种、新疫苗等相关
媒体报道或地方谣言	–故事几乎或完全不引起公众关注 –故事对情感或恐惧不起作用 –故事不可信	–故事引起部分公众关注 –故事能引起情感恐惧 –故事似乎可信	–故事引起公众高度关注；进入情感恐惧 –来源具有较大的读者群和观众群 –来源可信且影响大 –故事与免疫规划相关
疫苗暂停		别国的疫苗暂停	–本国的疫苗暂停
疫苗召回		别国的疫苗召回	–本国的疫苗召回
疫苗替代		别国的疫苗替代	–本国的疫苗替代

表9中给出的建议只是针对一般情况，必须结合本国情况和文化背景。我们推荐你用这个表格作为蓝本，制定出你自己的沟通应对方案。以下两条原则贯穿在建议中。

1.只要怀疑，就开展沟通。从公众信任的立场上，宁可过多沟通，哪怕出错也远比几乎不沟通要好。

2.决定和执行沟通策略不能拖延。事件会很快进展，事态也会改变。如果起初影响小的事件突然升级成为影响大的事件，要灵活地随时准备采取行动。

表9（选择疫苗相关事件的应对方式）概括了何时可以认为事件对公共卫生或免疫规划具有低、中或高风险。这个分类能帮你做出最适当的应对决策。通常情况下，低影响事件不需要应对，而中和高影响事件需要应对。当然，各国情况不尽相同，上述分类不是绝对的。附件1中给你提供了如何应对的例子。

五、编制媒体沟通计划

（一）简介

许多免疫规划工作人员也许是第一次撰写媒体沟通计划，即使免疫规划团队可能曾经制订过麻疹或脊灰群体性接种活动计划。在这本指南中，我们建议你撰写一份更一般性的沟通计划，为预防接种沟通提供广阔的平台，同时使你能够有效地应对预防接种的负面宣传。

有效沟通的要素包括沟通计划、预期、受过培训的核心人员和应对实践。需要给每个免疫规划团队准备好沟通计划。撰写媒体沟通计划是整体沟通计划的一部分。很简单，这只是准备一份要做什么和如何实现的蓝图。这样一份计划可以使你：

1.积极主动而非被动地应对；

2.专注于免疫规划的任务；

3.与核心伙伴建立战略性联系；

4.掌握控制权；

5.确保正确考虑了所有要素；

6.确保人人知晓自己的任务和作用；

7.当危机发生时避免恐慌。

（二）编制媒体沟通计划的步骤

书面计划只是总体预防接种策略计划的一部分，它必须与整体计划相融合。

制定计划可以先从免疫规划的简短分析开始；即分析它的优势、劣势、机遇和潜在威胁（表 10）。第一步最好找出最薄弱的领域，以便帮助你确定沟通工作的优先领域。附件 2 提供了制定沟通计划的模板。

表 10　实施媒体沟通计划的步骤

实施媒体沟通计划的步骤	
危机前	• 组成危机沟通团队 • 准备好当危机发生时需要通知的机构内外人员名单 • 准备好核心发言人名单 • 告诉全体员工谁是指定发言人 • 确保备选的发言人受过媒体训练 • 确定和分配好应对危机的所有任务 • 搜集媒体的信息：搞清楚其现有联系链、可能发展的潜在新联系链及其受众 • 将沟通计划发给相关人员
危机中	• 调整方案：确保达到预先设定的危机应对目标 • 选择发言人 • 制订背景信息，同时起草新闻稿 • 确定受众（可能有多个，例如公众、专业人员） • 确定每个受众和每种情景的关键信息 • 确定每个受众的信息传送机制（例如广播、报纸、电视等）
危机后	• 评估效果 • 灵活修订沟通计划

（三）免疫规划的持续性沟通

疫苗安全性沟通不仅仅是应对危机。疫苗安全性的公众沟通和参与对于维持疫苗安全、理想接种率和公共卫生体系的信心至关重要。国家免疫规划的沟通活动应当包含制订和维持统一的、高标准的预防接种要求。这可以通过实施以下的沟通活动实现：

1. 尽量减少预防接种服务和消费者之间的障碍；

2. 制订和维持目标人群的正确预防接种行为。

WHO 欧洲区的绝大部分国家已经达到了高接种率，因此大部分国家基本上已没有疫苗可预防疾病导致的死亡、残疾和疾病。不幸的是，这也导致部分国家政府对公众的疫苗利益和安全性沟通减少。这种信息鸿沟，与儿童期疾病的绝迹一起，给反疫苗组织传播疫苗的错误消息提供了沃土。许多家长深受这种疫苗安全性谣言的影响，常常不愿意给孩子接种疫苗。这种情况说明了单一的宣传活动不可能维持高水平的接种率。必须要有持续的努力来促进预防接种，同时尽量减少负面宣传。

无论引入新疫苗、维持常规免疫活动，或者应对 VRE，免疫规划必须优先树立和培养公众对预防接种的信心。这可通过定期地向公众沟通预防接种的重大利益（相比于风险）来实现。强大的沟通平台有助于促进此项工作。

部分常规沟通活动

1. 培养与各种媒体记者（例如网络、报纸、广播和电视）的关系，并保持更新的媒体联络人名单。

2. 定期（每周或每两周）向健康记者提供免疫规划信息，不要等他们索要。

3. 通过监测来评估受众，并评价免疫规划的公众认知度和观点（例如谁是受种人群、他们如何理解预防接种和免疫规划）。

4. 通过多种沟通渠道，向公众和媒体提供疫苗安全性信息和上市后监测数据，以及疫苗效果、质量和安全性的定期更新信息。

5. 培训卫生保健人员如何开展 VRE 或疫苗安全性问题的沟通。

6. 与利益相关方（包括国家监管机构）就疫苗风险和危机沟通的角色和职责达成共识。

六、制定沟通信息

（一）确定目标受众

一般情况下，沟通的目标受众是需要预防接种的婴儿家长。你不能假设他们的文化程度都很高或者受过与你同等的教育。他们也许对某些学科非常熟悉，但并不熟悉预防接种工作人员常用的技术词汇。印刷材料的读者年龄应确保适当（一般为 11 岁）。如果需要与不识字的人群沟通，可以考虑采用非印刷文字的方式，例如广播、电视、街头演出。向目标受众（例如家长）传播的信息内容可能不同于向其他人群（例如医务工作者）提供的信息。

普通公众是疫苗和预防接种信息的关键受众。与卫生保健人员的沟通也同等重要，因为他们既是免疫规划的受众（即他们也应接受适当的疫苗接种），也是疫苗安全性和有效性信息的传播渠道。无论是在处理危机中或在日常保健中，一线卫生保健人员是强有力的、值得信赖的公众沟通渠道。常规开展疫苗接种或评估、治疗不良事件患者的人员，包括家庭医生、内科医生、儿科医生、妇产科医生或护师、助理医师和护士等应该接受培训，并获得有关疫苗安全和质量问题、新闻和研究的定期更新信息。卫生保健协会、社交网络网站和人际交往都可以成为卫生保健人员的有效切入点。在定期召开疫苗和预防接种讨论会的国家，简报也是有效的方式。

卫生保健人员在与儿童及其家长或监护人交流时应备有宣传材料。这些材料应提供已知的疫苗不良反应和发生频率等信息。另外，卫生保健人员需要了解接种错误所导致的事件。每名卫生保健人员都应该接受培训，学会如何避免可能导致疫苗接种不良反应增加的接种错误。在疫苗接种活动或正在调查等重要时期，卫生保健人员应事先掌握预防接种的基本知识，并向儿童家长、监护人和其他成人传播正确的、真实的信息。

（二）确定发言人

指定一位发言人作为跟媒体和公众沟通的基本渠道。要选具备以下特点的人来担任发言人：选择的发言人应为公众所熟知的、值得信任和信赖的人，并具备一些相关主题的知识，最重要的是已接受过媒体沟通培训。一旦选定发言人，要确定其获知事件信息的方式和职责范围。发言人可能会被邀进行媒体采访。对此，发言人需要具有（并能够表达）同情心、能力与专业、诚实与坦率、承诺与责任。团队其他成员必须知道，自己不应回答媒体请求，应把问题转给发言人。

国家免疫规划管理者不应自认为是媒体采访的最佳人选。有时候信息由"系统"以外的人传达最合适，因为在公众的眼里卫生部或其他官方机构发布的声明可能被认为另有目的。可担此任值得公众信任与信赖的合作伙伴可以是来自扶轮社或其他广受尊重的社区组织的发言人。许多国家还发现名人非常适合传递正面信息。这些人可以是电影明星或体育人士。他们通常可以受聘为预防接种"形象大使"。但他们需要好好培训，否则得不偿失。

（三）简化复杂信息

要用人人都能懂的简单方式沟通。记者和新闻采集工作者不可能具有免疫学和疫苗或疫苗针对疾病与症状等方面的知识。因此，复杂的问题（例如疫苗效力）要么避免，要么用简单方式表达。如果记者不理解所述内容，那么这些信息在见诸地方或国际新闻时将会出现错误。

为了保证媒体即使在出现负面事件报道后也支持预防接种，应该制定简短易记的疫苗针对疾病、免疫规划及其成绩、正在使用的疫苗等信息。

简化信息

1.确定要传达信息的对象和原因。

2.保持信息简单。别让受众的注意力被若干信息分散。你只有几秒的时间抓住他们的注意力。

3.避免医学术语或复杂的科技数据。相反，要使用非专业用语（例如"上臂肌肉"代替"三角肌"）。只使用支持信息的数据。

4.不让读者被过多信息所累。长文章不如简洁、针对性强的文章有效。

5.如果要求人们采取行动（例如"请在9:00-15:00带你的孩子去接种单位"），就要使行动的意义或作用非常清晰。

6.突出所述问题的"人性"面。如果受众觉得与己有关或者被该问题触动，他们更愿意采取行动。

7.材料的精心设计胜过千言。使用震撼的照片、非常规的尺寸或版式，或其他创意，但出版不必华丽。朴素的呈现方式更有效。如果在研究和撰写出版物上投入很多资源，也一定要在合理设计和广泛发布上投入足够资源。

8.如果出版物定期发布，可以印上标志、图章或其他固定特征。

（四）制定核心信息

核心信息是经过设计的、在一段持续期内能留在观众或读者脑海中的短语或短句。它涵盖你想传达的必要信息，并可作摄像采访中的"摘要播出"（参见后文"准备广播点播"和"准备电视短片"）或作为报纸的故事标题，甚至印在卫生工作者的T恤上。

提前准备好核心信息能使你与受众快速有效地沟通。通过制定核心信息并且经常重复用，能保证你与公众持续地沟通，而且不脱离你的目标。理想情况下，媒体和公众都能记住和重复核心信息。

制定核心信息的注意事项

列出你确实想让公众了解、关心和思考的 3~4 件事。要保证核心信息：

1. 简洁——不要使用术语和缩略语；
2. 生动——让每句话都是生动的；
3. 实际——说你能做到的，别说不能做的；
4. 简短——一句能让人记得住的话，10~15 秒说完；
5. 特定——针对特定的挑战和受众。

核心信息中的技术信息和数据要仅限用于帮助管理公众预期，确保或帮助解释希望公众或你要采取的行动。要根据事件进展或公众关注度变化，随时更新核心信息。

在任何预防接种工作中都要提早准备核心信息，并经常重复使用。当媒体深度调查威胁公众对预防接种的观念时，例如在一起不良事件报道后，这样做就特别有价值。下面是支持预防接种的一些核心信息范例。

1. 接种疫苗预防疾病的利益已得到充分证实。
2. 不接种疫苗会使儿童和社区人群面临患病后发生严重并发症的风险。
3. 接种疫苗的反应通常较轻、可自愈，极少带来严重的、长期的问题。
4. 疫苗可预防疾病在引入疫苗前导致数百万死亡或残疾，如果不持续使用疫苗，这种状况将卷土重来。
5. 疫苗安全对预防接种服务人员来说是头等大事，发生任何可疑问题都要进行调查（健全的疫苗安全性监测）和纠正。
6. 不良反应正在调查，但预计是偶合症或局部问题（取决于事件的类型）；为了保证人群安全、免于患病，预防接种工作必须同时继续。
7. 正在采取行动。

在采访中务必在开始就表达你的核心信息（长采访可能被删减）。即便没问及你需要用核心信息回答的问题，你也要见缝插针地表达出来。

（五）解释事件原因

如果 VRE 的调查没有得出明确的因果关系，公众一般是不会满意的。这种结果往往较难沟通，但你又必须沟通，并保证透明度，建立公众对疫苗和整个处理过程的信心。选择正确的传达信息的人与撰写信息同等重要。注意不要流露出掩饰的印象。没有发现因果关系的最可能原因是该反应为"偶合症"。但是往往卫生专家也搞不清楚这是什么意思，因此需要举一个与每人相关的例子来说明——"公鸡在天亮时打鸣——不是因公鸡打鸣太阳才会升起"。儿童疫苗中的经典例子是，自闭症的症状常常出现在儿童接种 MMR 疫苗的同时（1 岁初）。自闭症是接种 MMR 疫苗的"偶合症"。

（六）风险沟通

如果我们能告诉所有人——"没有什么可担心的，一切都是绝对安全的"，那就太好了，但这不是现实。我们开展的许多活动有风险，或大或小。但如果人们相信风险是可以接受的，就不必阻止他们去做。尽管有道路交通事故的风险，但人们依然继续开车。部分是因为人们在日常生活中需要交通工具。人们在被告知风险的同时，安全措施也在不断地制定和传播。

同样，疫苗是极其安全的，而且我们尽可能使它们安全。只要使用符合 WHO 要求的疫苗，那我们就知道该疫苗达到了很高的质量标准。但是疫苗不是绝对没有任何风险。即便最安全的疫苗总会因人的因素而造成危险。那么我们怎么告诉公众，疫苗的风险有限但极微小，并仍然鼓励他们带宝宝接种疫苗呢？在准备信息的时候，你需要掌握一些风险沟通的原理。再重复一遍，媒体沟通计划是有效地沟通风险的基础。你需要预先设想、培训核心人员和开展应对演练。计划能使你处于主动，避免被动地反应。

成功的风险沟通包括双向对话、主动倾听和讨论等过程。不同的人对风险的理解不同，取决于他们的生活经历和知识，以及他们对某风险比其他风险更能接受的理解。必须强调，疫苗接种引起并发症的风险小，而疾病引起的风险大——正如很多人想要描绘的那样，二者完全或几乎不一样。

当你沟通复杂的想法时，例如解释行动 A 的风险小于行动 B，受众往往只听见和理解部分信息。他们可能因为危机出现而感到害怕。危机发生可能导致公众产生愤怒、挫折、恐惧、狂暴或担心。信息的内容和传播方式必须考虑受众的这些情绪。

风险沟通的要素

1. 当人们害怕或愤怒的时候（肾上腺素上升），沟通会更困难。

2. 人们倾向于关注负面消息。

3. 至少给出 3 条正面观点反驳 1 条负面观点。

4. 接受公众作为合作伙伴参与。

5. 告诉他们，你一样担心。

6. 倾听公众的声音。你的担心必须跟他们一致。

7. 建立信任。让可信任的发言人传达信息。

8. 与其他可信的伙伴 / 资源合作；"联合国儿童基金会也支持……"。

9. 满足媒体的需求。

10. 说话要清晰、简明，并带有同情。

11. 正确不是唯一的要求。

12. 避免技术性术语和冗长词句。

七、选择媒体

（一）使用最适宜的沟通方法

沟通的成功在很大程度上取决于选择最佳方法来传递已准备好的信息。这一选择取决于：

1. 目标受众是谁（通常是每个人）；

2. 信息的复杂性（信息应简单，但需表达复杂的观点）；

3. 紧急程度；

4. 信息的时间性——周刊在紧急情况下不合适，但对长期性信息或期望行为改变能起到很大的领导作用；

5. 成本；

6. 媒体对问题已表现出的关心程度。

可用于疫苗安全性的沟通工具有很多，选择针对目的的最佳方法十分重要。

沟通方法的选择应取决于环境、受众者和资源。表11展示了部分沟通工具的示例。

识别本区域内关键影响者同样重要。这些人的观点对公众十分重要，例如医生、卫生报告员或宗教领导等。

在常规沟通或VRE期间，这样的影响者是与普通公众或目标受众者共享信息的有价值的渠道。

表11 沟通工具示例

沟通工具示例	
媒体广告（例如印刷物、TV）	新闻稿/简讯/新闻发布会，电视或广播新闻的黄金时段采访
情况说明书/常见问题	广播或电视谈话节目，电话交谈节目
媒体采访或公共演讲	社会媒体（例如博客、脸书网、推特网等）
伙伴、利益相关者和免疫规划会议	网站
利益相关者、伙伴或咨询论坛的报告	公共服务通告
给卫生保健人员的信	周刊中的采访
广告、传单、传阅的小册子	当地社区、服务俱乐部、志愿者组织
已计划好的社区活动	宣传牌
电子邮件、服务器、网站、论坛（这些工具对特定受众传递特殊性信息很有用）	科学文献、报告和其他研究
其他（布道、演讲、演出、音乐等）	

（二）"后兜"资料

准备特定资料以防事件升级和突然出现对公众健康或免疫规划的重大威胁。这些信息应保存备用（放入你的"后兜"中）。你需要随着情况进展更新这些信息。

1. 准备包含关于VRE最基本信息（包含回答何地、谁、什么、为什么和如何的问题）的支持性声明。取决于政治敏感性、范围和事件潜在影响，你可能要或不要将这些支持性声明放入网站。

2. 新闻稿能帮助你快速与媒体/公众进行沟通。可从支持性声明和核心信息中创建新闻稿信息。如果核心信息不包含这些内容，新闻稿也应含以下信息：管理公众预期、概述你希望他们采取的行动、解释你要做什么和如何做、在接下来数天内何时与他们再次沟通等。

3. 如果事件引起公众关注，要准备好媒体和公众可能问及问题的问答口径。制定问答口径时，应咨询你的同事和技术专家。不论是否会使用到，可能需要保存一份内部文档。

（三）哪种媒体——报纸

报纸在很多国家是最有影响力的长期媒体，应永远视为传播信息的工具。

优点

1. 报纸阅读广泛。

2. 内容详细。

3. 能很好地处理复杂问题。

4. 能包含插图／图表来协助表达含义。

5. 常有专业的记者，例如健康记者。

6. 在采访中可现场使用笔记。

7. 如果发现所说存在错误，可马上发现和改正。

缺点

1. 公众获得新闻会延迟长达 24 小时。

2. 会曲解你，或将不良的偏见见诸文章。

联系报纸

1. 检查你是否需要这家报纸刊载故事（可能会有政治偏见）。准备婉拒采访。

2. 采访开始之前，询问记者想要什么信息、如何讲述故事、他们已经采访过谁。

3. 明确采访是电话采访还是面对面采访。

4. 明确他们是否有截止日期。

采访技巧

1. 绝不在公众简报中或向一群记者说"此事不宜报道"。仅当你认识或信任该记者，以及你的评论会帮助他们理解信息的时候，可以提及"不宜报道"。

2. 准备向记者提供更多的背景材料，以便他们能更好地撰写文章。

3. 允许作采访记录过程——这可使信息更准确。可考虑自己也作记录，以确保你未被曲解。

4. 记住要提前演练你的关键信息。

（四）电视

电视采访很难，出错机会很多。但电视的影响力最大、最迅速。

优点

1. 在很多国家，更多人通过电视而非其他媒体获得新闻。今天，电视新闻也能从网络上获得。

2. 良好的采访或采访摘播可产生强有力的效果，并覆盖很多人群。

3. 立即或快速传播。

4. 环境和地点可加入视觉效果。

缺点

1. 你全部都在视野中，而非仅仅是你的语言。

2. 很难掩饰自己——你的身体语言可能让你失望。

3. 如果是现场直播，没有时间改正错误。

4. 不良的采访能毁掉你的名誉。

采访

1. 如果你没有接受过媒体培训，不要接受采访。

2. 你的外貌和行为远比你说什么重要得多。

3. 你的外表和举止必须与你的信息相一致。

4. 记住你所学的身体语言。

5. 全程与采访人保持稳定的眼神接触（除非你在远程工作室，此时你应当直视摄像机）。

6. 记住并排演你的重要信息。

7. 微笑意味着"我自信"。

8. 身着正式服装。避免夸张的颜色、样式、格子或条纹。不戴招摇的首饰。

9. 仔细选择你的背景屏幕：它也是信息的一部分。

10. 在采访终末时，不要移动，保持安静直到制作者确认转播确实已经终止——在采访终末时，当你认为采访已经结束时，随意发表的评论可能会毁掉一切。

（五）哪种媒体——广播

几乎所有家庭都有收音机或能使用收音机。便携式收音机能帮助那些在偏远地区的人们听取信息。这种媒体对多数沟通都十分适合。

优点

1. 能渗透没有干线输电的地方。

2. 能快速传输最新新闻。

3. 当地广播对当地新闻的传播尤其有效。

4. 多种多样的节目类型和机会能向特殊受众提供信息。

5. 比印刷媒体能更好地表现你的个性。

缺点

1. 如果是直播，没有改正错误的机会。

2. 准备时间短。

3. 你的关键信息如果是记录的，可能被编辑掉，只留下不重要的或断章取义的评论。

4. 除非你概述非常好，否则很容易受到攻击。

新闻采访

1. 非常简短，通常留给记者或你的准备时间很短。

2. 编辑时间少。

3. 可能是直播。

4. 在采访摘播中的讲话不到 15 秒。

5. 记住并排演你的核心信息。

聊天节目

1. 只有当你知道主持人并观看过之前的节目后，才参加这个节目。

2. 早点到，准备好，并提前搞清楚采访是如何进行的。

3. 询问还有谁参加。

4. 询问节目有多长时间。

5. 是否是直播（通常不是）。

6. 具有能覆盖特殊受众者的优势，这些受众者可能就是决策者。

7. 记住并提前排演你的核心信息。

电话交谈节目

1. 你不能控制问题。

2. 由于打电话的人控制谈话方向，因此讨论可能会偏题。

3. 你不能给打电话的人设定规矩。

4. 确保你了解主持人和节目的政治观点。

5. 某些打电话的人喜欢激怒他人或表达粗鲁，不要以牙还牙。

6. 记住并提前排演你的关键信息。

7. 具有直播的优点，因而不能编辑。

八、发送信息－媒体技巧

（一）实施计划

当需要进行沟通时，你就可以使用已经准备好的危机沟通计划。你要已经确定好计划的特定核心元素。在选择何时和如何实施你的计划时，要考虑好采访和会议的时间点。要确定是否和何时向公众通知任何危机事件的详细信息。时间点可能非常重要。任何延迟可能意味着你会失去主动权。你必须对新闻电话进行回应——要抢在新闻之前。要避免所有的推测——你的推测很可能是错误的。不成熟的沟通也可引起不必要的担忧。

实施计划

1. 检查沟通计划的每个细节。

2. 召集你的团队。

3. 确定时间点、策略、目标受众和你需要传达的核心信息。

4. 确定媒体和信息发布方式，尽可能广泛地传播信息。

5 确定新闻发言人。不要让没有经过媒体培训和不熟悉的工作人员进行媒体采访。

6. 有时仅需发布经过完善准备的声明即可。

7. 在同意采访之前，查明要讨论的主题、谁将参加采访及如何使用材料。

8. 预测问题并准备答案。不要在没有准备好之前匆忙说话。

（二）采访之前

你对采访的态度会对采访成功与否产生很大影响。你应当从一开始就计划并控制采访的环境和内容。不要受采访的地点、记者设置的氛围，或采访的问题所牵制。不要认为只要记者给你打电话，你就得同意采访——你可做选择。仅当你已经全面了解后才能接受采访。

要在方便时安排采访，尽量尊重记者的截止日期。在接受采访之前，查明讨论的主题及如何使用资料。预测问题并准备答案。

检查你是否是最佳的接受采访人选、你是否了解事实及你的新闻办公室是否知情。

明确谁来采访你、谁会出席（如果有其他人参加的话）、采访的时长。明确你已经了解了采访的目的、将会提出的问题、导演要求采访多少秒／分的资料，以及采访是否直播或提前录制（如果是直播，他们不能对你的评论进行编辑，你也不能订正）。

准备好记者会向你提出的直接和困难的问题。要考虑记者的政治议程是否会影响所提问题的导向。牢记你的采访摘要／核心信息，就算没有出现直接的问题也要使用这些信息。如果是电视采访，要确保根据你的角色适宜地着装。

（三）采访

不要在采访中仅仅做问题回答，要有自己的议程。记住要仔细设定自身形象和信息。要记住核心信息，并抓住任何机会尽可能经常提起。要主导——不要被动。实际上，你的采访除了9~15秒被采用外几乎全部被废弃（取决于导演的慷慨程度）。因此，不论问题是什么，不要浪费任何展示核心信息的机会，无论问什么问题都要准备好核心信息。

媒体应对方式和技巧的实用要点

1. 展示你的最佳气质。

2. 诚实。不要撒谎。如果你不知道问题的答案，要真实回答，但承诺会去查明。要坦白和开放（例如，"会去查看什么出错了，已经在着手处理中"）。这对建立长期关系和形成信任十分重要。谎言或遮盖将会成为比新闻本身更大的新闻。

3. 表示关怀。为了自身和免疫服务，要建立强大、有同情心和能干的形象。

4. 有责任心。不要处于防守（例如"我们会调查报道是否属实"）。承认你所承担的责任，避免责怪他人。

5. 应对。为了满足公众和媒体的需要，可以举办每日新闻会议。这是与媒体建立信任关系的途径。

6. 适应不确定性（例如"我们目前还不清楚"）。

7. 注意身体语言。

8. 正面。尽量使用正面的语言描述情况，避免负面或即兴、诽谤性语言，使用诸如疫苗安全性（具有积极的含义）而非不良事件等词语。采取"正能量转换"。

9. 镇定。不要反应过激或提供没有被问到的信息，这样会引起尴尬。

10. 准备好随时传递你的核心信息。采取主动向哪个方向引领采访。讲述你想讲的话。预测可能出现的困难问题，提前准备这些问题的答案。

11. 理解你最有价值的观点，并准备好在问及它们时进行回应。

12. 避免行话。如果你需要表达复杂的医学观点时，使用简单的词汇表达。仅当解释含义时给予示例。

13. 将坏消息"桥接"到安全轨道上来。

14. 采访片段中的话。采访片段不超过 30 个单词和 10 秒钟的长度。

（四）肢体语言

在采访的前 10 秒中，甚至在你讲任何话之前，观众就会形成对你的看法。有效沟通的 50% 取决于身体语言。不合适的身体语言可能会与你所说的话相冲突。要注意直觉性/无意识的动作，这些动作反映了你的内心，例如紧张。紧张会通过不正常或不适宜的动作或紧张的肌肉表现出来。在这种情况下面部肌肉最难控制，且紧张信号可来自身体任何部位。你隐约感受到的情绪可能通过各种身体姿势表现出来。身体表现出来的危险的无意识信号包括：面部表情、头的位置、眼睛和凝视的方向、嘴、手、脚或坐姿等。你很难改正自己的身体语言，因为自己可能都没有注意到自己的一些错误。可以寻求同行支持，最好接受专家培训。

（五）困难的问题

有时你可能会遇到怀有敌意的记者。正确应对困难的问题需要提前准备和预测，同时也需要在采访中保持警惕。仅回答向你提出的问题是不够的。你必须学会将那些困难问题转为你的优势。

在采访中预测能带来成功。知道总主题是什么，就能预期会出现哪些困难问题。准备相关信息并预测后续问题。与你的同事排演你的应答。有时记者会在开始时讨论已达成一致的问题，之后突然转向一个不相关的主题，也正是新闻的主题，并询问你的观点。因此了解所有目前公共卫生主题相关的最新信息十分重要。

应对困难问题的技巧

1. 阻挡。

2. 桥接。

3. 纠正错误。

4. 坚定但不具侵略性。

5. 保持冷静。

6. 不着急。

7. 通情达理。

8. 坚持你想回答的问题。

"阻挡"能将对话从你不想进行的领域转移开。"这是个非常有趣的问题，但是真正的问题是……"。

"桥接"是将采访中不需要的领域（从你的观点来看）无缝链接到你选择的领域。这是应对困难问题的最常见的技巧之一。下面为示例：

问题：预防接种能引起脓肿吗？

回答：（并非你想让公众关注的地方，直面真实因素）我们知道预防接种偶尔会引起脓肿。（第一次桥接）这也是为什么我们对工作人员进行培训，通过给每名儿童使用无菌针头和注射器来避免发生脓肿。（接下来会将重点桥接到你想让公众重点关注的问题上来……）这一政策加上仅采购经 WHO 和 UNICEF 认证的质量最好的疫苗，我们就能向家长保证，我们有全世界最安全的免疫规划。

"政治顾问"通常是指帮助政客从正面阐述什么消息可能被当作坏消息的人员。在公众眼里它常常跟谎言等同。在疫苗环境中，积极的沟通"周旋"是符合伦理的，也是媒体工作中的动态部分。"周旋"仅呈现最好的一面，并不是谎言或隐瞒事实。例如，我们可能说一杯水是"半满的"而不说"半空的"。在预防接种的环境中，媒体可能会趁机将事实转向符合它们的目的，即多卖报纸或吸引更多的浏览者。"周旋控制"是在媒体按自己的理解判断公共卫生事件之前，我们要积极主动地提供对事件的解释。

（六）准备新闻稿／发布会

需要有良好的判断力来判断是否通过制定印刷版的信息（新闻稿）还是通过现场陈述（新闻发布会）来传递信息。每种方法各有优缺点。

1. 新闻稿

新闻稿的好处是你可以在细节上花时间。这应是团队的共同努力。它发布广泛，不容易被错误引用。在这种情况下你可以对信息更好地控制，因而不如现场会议那么灵活。新闻稿可以先"禁发"直至在选定日期发布，这样你可以通过选择发布时间，以产生策略性效果。

新闻稿需要包含全面的事件描述（以便为不熟悉卫生服务或预防接种的人所了解），置以合适的环境（即一个孤立事件或偶合事件），这样就会减少事件对预防接种的全面影响。新闻稿应指出事件是否还在持续——不太可能在预防接种后还会出现新病例。应当列举已经或计划采取的行动；可以包含从行动计划到完成调查。应阐述事件的原因（已经有合理的、确定性的原因，而非仅是工作假设）和已经或将要实施的纠正措施。标题要有创新性，应当简短，直指主题——可以先写出来，也可在你搜集完核心信息后完成。最重要的是，新闻稿务必要针对你所估计的公众关注点。

准备新闻稿的实用要点

1. 从新闻发生的城市名开始，例如，加德满都卫生部部长今日宣布……

2. 确定你的核心信息。

3. 写下 3 或 4 条简单的要点。

4. 背景介绍要对标题进行详述。

5. 加强第一段（背景介绍）。

6. 提供新闻的 5 个 W 信息（何时、何地、谁、什么和为什么）。

7. 有坏消息要处理——否则媒体会处理。

8. 逻辑性地描述所有相关事实。

9. 保持清晰简单，使用短句子。

10. 至少有1或2个权威的引用。

11. 标注新闻稿日期。

12. 如有必要，可标注"紧急"或"禁发"。

标题应当黑体或加下划线，注明页码。如果超过1页，应在页面右下角注明"更多"。在新闻稿最后，提供联系人的姓名、职称（职务）、单位和电话号码。典型的新闻稿和其他实用小技巧参见附件3。

完成新闻稿后，你需要确定如何发布。可采用传真、新闻通讯社、快递、网站或信息员，或结合方式。如果你工作出色，就会与有能力的记者建立很好的职业联系，他们能将你的故事准确且富有同情心地传播出去。给那些记者打电话，提醒他们发布急切的新闻稿。

检查新闻稿是否和如何包含相关内容。按顺序审核，抵制有偏见的报道或错误。

2. 新闻简报会／发布会

现场新闻发布会比简单地发布一页纸产生的影响大，而且会有互动，但也会给怀有敌意的互动提供机会。在选择这一方法传播你的信息之前，确认你已经做好准备。当相当多的媒体对预防接种相关的主题感兴趣时，新闻发布会一定有用。当所有记者对信息都能获得，没有独家报道时，他们不太可能会炒作该事件。当大量媒体关注时，新闻发布会对一次性同时给很多记者信息更有效率。且也能代表其他组织支持预防接种，并着手对问题开展调查。某些情况下，专业组织的意见可能比政府官员更可信。举办任何形式的新闻发布会的潜在缺点是，也会增加潜在的负面宣传。如果在新闻发布会上作陈述，你要传达的信息会因你的表现得到加强或毁灭。相关建议参见附件9。

准备发布会的第一步

1. 确定发言人。

2. 识别你想要传播的核心信息。

3. 制作讲述自然的影响片段，作为采访一部分。

4. 为记者和其他社区领导人准备一个媒体包，内容包括：包含所有必要信息的新闻稿；补充背景信息，例如预防接种的好处、回应公众关注的问答口径等。

5. 在讲话之前检查房间的物理环境。注意房间大小、音响、麦克风和视听设备等。选择相关的地点，如实验室。

6. 你的陈述应重点包含 1 或 2 个主要信息。以不同的形式不断重复。

7. 不要将你的陈述变成事实和数据的背诵，否则你的核心信息将丢失。

8. 找一位能给你提出提高陈述水平建议的同事，进行练习。

9. 做好第一印象。记住你的第一行。

10. 保持自信。与你的受众保持眼神接触。在关键点上变换你的速度、语气和手势。

11. 使用强有力的视觉材料来强调关键点。一个设计好的照片或图片比说一千句的效果都好。

12. 确保分发材料或幻灯片一目了然。避免复杂的图片、字体太小或文字太多。

13. 你对问题的热情和关切往往比你说的话更容易被记住。

很有可能媒体在真实情况和可能原因了解很少的初始阶段兴趣最大。在这种情况下，谣言泛滥，产生的破坏会很大。尽管信息量有限，早点举办新闻发布会是明智的。这将终止谣言，与记者建立联系。在新闻发布会结尾时，应通知记者一两天内会举办下一次会议，将在何时提供事件和调查的更详细情况。建议定期与媒体接触，沟通调查的进展。要做出结论，包括调查总结和已经或计划采取的纠正行动。

在某机构发布一起事件后，让多位发言人熟悉新闻材料和采访基本规范是很有用的。这些发言人做好准备很重要。他们应了解相关的过程、计划或出版材料，并尽量熟悉。要了解受众的特征，记住典型的观众/听众/读者，预测你可能会被问到的问题，准备问题和答案，尤其是要进行练习。

（七）准备广播

使用相对简单的设备，就可以准备自己的具备专业质量的广播点播。如果自己动手做的话，除你的时间之外，花费时间少，成本低。你仅需使用已经获得的技巧，例如简化信息和重点放在核心信息。

自制公共卫生音频（和视频）点播的好处是能控制信息。不依赖于外部机构制作信息，免疫专家自己保持控制权。第二个好处是成本低，因为利用内部资源制作脚本、角色扮演和编辑声音、音乐和声音效果更便宜。所需工具包括带刻录功能的 CD 播放机的电脑和麦克风。

（八）准备电视片段

跟准备广播点播一样，假如有数字视频摄像机的话，也可以准备高质量的视频片段。无须昂贵的、耗时长的制作室，也可以按照你的需要，制作和编辑视频。

视频片段比广播点播制作更复杂。除了音频信息外，还可制作不同的图片，包括屏幕上的字幕、图片和视觉效果。

当前的技术制作比以前更简单。数字视频摄像机与电脑直接连接，能录制图片和声音，从相机发送到电脑后，在电脑上使用编辑视频软件（有些使用很简单），能删除录得不好的材料，保留好的资料，可添加样式和特殊效果，最终精确地刻录到磁带或 CD 上。

这些剪辑内容可以上传到网络，即刻向公众提供。

九、处理危机

（一）危机是如何引发的？

你可能无法明确定义危机，但应该知道它何时发生！在免疫规划的背景下，危机是指由一起事件或事件的报告（真实的或假想的）所引起的真实存在的或潜在的、对疫苗或预防接种服务失去信心的情形。通过预测、关心和培训，通常（但并不总是）能够避免危机。如果管理适当，危机也是一个加强免疫规划并增强公众信心的机会。

发生的最危险危机之一是对预防接种不良事件的负面媒体报道。疫苗的一些反应是不可避免的，尽管在实施良好的免疫规划中应该降低到最低水平。当危机发生（不是如果）时，必须有预案来适当应对。公众的支持是处理任何预防接种危机的基础。

例如，在同一早晨、同一接种人员实施麻疹疫苗常规接种后出现3例婴儿死亡后，可能会发生危机；或者可能在一篇声称某特殊疫苗如何具有危险性的医学研究文章发表后会出现危机。第一种情况绝不该发生（但是很遗憾会发生），第二种情况则是现场或国家工作人员无法控制的。

在发展中国家，接种实施错误可能是不良事件的最常见原因，说明免疫规划管理人员存在着影响公众信心的问题。另一方面，在工业化国家，较高的教育水平和识字率意味着父母对疫苗安全性问题更加关注。当公众认识到疾病的威胁处于较高水平时，他们对疫苗的信心最高。例如，即使是在工业化国家，当高等院校出现脑膜炎爆发疫情报告时，不太可能抱怨青少年脑膜炎球菌疫苗的安全性。

媒体可能会宣传这些事件：出现很多死亡人数或很多病例，国家级新闻已挖出"不祥事实"，或媒体已在健康专家之前获得信息（即"独家新闻"）。如果健康专家被指责未能正确履职，或被发现未能如实说出真相时，他们可能会成为危机的中心。

什么能引发危机？

1. 国家新闻或医学新闻中的研究报告。

2. 新时期的快速沟通。

3. 媒体在你之前获知了故事。

4. 你还未做你的工作。

5. 你不诚信且被发现了。

6. 丑闻。

7. 性丑闻。

8. 质疑某事不合法 / 不诚实。

9. 政治意蕴。

10. 阴谋。

11. 对比，例如富裕与贫穷。

12. 弱势与强势相比。

13. 受害。

（二）如何预测危机?

大多数情况下不能预测危机的特殊性,但可以预测其普遍性——你能确信危机就要到来了。你的责任是确定能做些什么以准备应对它。你需要决定你所在的机构是否适合应对它,或者你是否应该寻求一个伙伴(如非政府组织、其他联合国组织或地方当局等)来领导开展主要应对工作。媒体沟通计划至关重要(不是可有可无)。如果等到危机已经来袭,你会丧失良好应对的最佳时机,所以赶快制定计划吧。在危机到来之前要与媒体建立牢固的联系。你会需要他们的帮助,因此要花精力与他们开展合作。

危机的特征

1. 基本的应对超出了服务能力。
2. 需要采取特别的措施来避免公共关系的灾难。
3. 信息不足、不可信、有争议而且信息又高度需要。
4. 对任务、职责和结果均不确定。
5. 不是你发起的(非故意为之)。
6. 你控制不了局面,结局难料。
7. 你有额外的负担或压力。
8. 机构对提供准确、及时的信息有压力。
9. 沟通受到严峻考验。
10. 当沟通不力和(或)信息不足时,可出现错误决定。

（三）处理危机

你已经准备好的媒体沟通计划是危机应对的基础工具。扼要重述,信息必须:

1. 裁剪以使内容适合目标受众。
2. 适合低阅读水平的年龄群。
3. 简单。
4. 包含 3 条核心信息。
5. 通过适于目标受众的媒体发布。
6. 通过可信的发言人发布。

对于重大事件,应准备背景信息以及新闻发布会或采访的资料。制定问答口径是很有效的办法。要提供热线或电话信息服务,并确保有足够的人员接听电话。

必要时提供1天24小时的沟通服务。要提供最新信息，并确定谁来做及如何做。确保记者及公众知道需要多长时间会有新信息可用。

以下5条危机沟通原则对于危机中VRE的管理至关重要：

1. 信任。公众必须相信他们所获知的信息及信息发布人。信任基于公众对当局动机、诚信和能力的认知和当局保护公众健康的信念。记住！沟通可补充但不能替代高质量的预防接种安全性。从根本上说，它是免疫规划的效果，即免疫规划建立并维持公众的信任。信任建立在第一份官方声明或与公众和媒体的互动中。疫苗相关事件信息的坦诚、及时、语气和完整对于维持信任至关重要。

2. 提早声明。当犹豫是否要进行沟通时，那就沟通（见第4章"是否沟通"）。

3. 透明。透明贯穿与媒体和公众互动的全过程，可以解释为公正的、易于理解的、全面的、准确的沟通。透明度增加意味着更深的信任。

4. 了解公众。了解公众是有效沟通的关键。公众的忧虑和信念应视为合理的，即使它们似乎没有事实根据。必须将公众的认知看作是一种动力，它能影响被高度宣传的疫苗相关事件的结果。

5. 制定计划。制定计划是有效的危机沟通应对的基础。它与风险分析和管理相结合时最有效。紧急事件不是解决基本沟通需求的时机。

沟通的一般时间表参见附件4，最佳沟通实践参见附件5，任务列表及其承担者参见附件6。

（四）当没有信息时应说些什么？

可能会出现当发言人等待危机相关资料的情况，但手头还没有资料。媒体和公众想知道细节，但出现了信息空白。发言人应考虑以下行动：

1. 脸上要表现出自信。保持自己的自信。这很容易感到是个人的责任（现实中发言人不可能负有责任）。事件的发生以及此时信息的缺乏并不是你的错误。

2. 不要说任何你不能证实的事情，也不要对你不能履行的事情做出承诺。

3. 要完全诚实。

4. 认同问题。为了提供必要的信息，应向媒体和公众保证已经采取任何可能的行动。还要保证，当局与公众同样担忧，并会认真对待。

5. 提醒媒体要关注免疫规划的重大价值——向他们提供全国情况的统计数据，例如接种率、估计挽救的生命数量和避免的疾病数量。向他们提供迄今良好的疫苗安全记录。

6. 提供相关问题的背景信息，例如不良事件发生率的情况说明。

7. 提供关于何时发布下次的更新信息，以及预期更新何种信息。

8. 感谢所有人的耐心（即使不明显）。

（五）群体性心因性疾病

很多大龄儿童或青少年（不是婴儿）在接种后偶尔会同时发生一系列症状。这些症状是真实的，但他们不能预料。这是身体处理即时压力的一种方式。这类事件实际上是应对心理刺激的生理反应。当给群体接种疫苗时，受种者的身体反应可能都是相似的，即导致一种群体性反应。这种现象分类为群体性心因性疾病（mass psychogenic illness, MPI），定义为在一个对症状起因有相同看法的群体中共同发生的疑似器质性疾病但又找不到原因的症候群。在不同文化和环境地区包括发展中国家和发达国家、工作场所、公用交通、学校和军队中，均有这种 MPI 爆发的报告。症状一般包括头疼、头晕、乏力和意识丧失。

MPI 一旦发生，则难以终止，能被快速散布消息的媒体扩大升级而迅速发展到高潮。此类群体事件的管理极其困难。那么，主管的公共卫生官员是应继续努力查找原因还是取消全部调查呢？很显然，一旦认为疫苗是该现象的可能原因，轻率的决定确实会造成危害。适当的做法是，未来群体性接种活动的组织者要提高对 MPI 的认识。免疫规划管理人员应意识到群体性接种活动可能会发生此类反应。

十、建立伙伴关系

（一）简介

很多时候需要一个单独的组织来实施沟通。然而，如果你"不独立进行"，就会受到更多的影响。为了最有效地应对，你需要与其他预防接种合作伙伴协调行动，以及充分利用你之前已与记者建立的联系。建立伙伴关系要团结各种同盟，以便能：

1. 提高对特殊免疫规划的认识和需求；

2. 协助提供资源和服务；

3. 加强社区参与的可持续性。

建立由倡导、社区参与、伙伴关系和能力建设活动等联合组成的伙伴关系最富有成效。成功的倡导，加之正确的信息，将有助于建立伙伴关系，保证社区参与支持预防接种。提供不良反应风险的全部知识，能最大限度降低影响，避免危机。同盟的基本效果是，所有的伙伴对公众问题发出同一种声音。

（二）谁是合作伙伴

任何支持免疫规划的个人和团体都可以作为合作伙伴，具体包括：

1. 卫生部的其他部门 / 处室，如实验室服务部门；

2. 其他政府部委，如公共关系部、教育部；

3. 社区团体，例如"关心疫苗的父母"；

4. 当地捐赠者，例如狮王公司、扶轮社、矿业公司；

5. 国际捐赠者，例如比尔 – 美琳达盖茨基金会、挪威国际发展署（NorAID）；

6. 国际组织，例如 WHO、UNICEF、国际扶轮社。

（三）如何动员支持

成功的倡导非常重视与其他组织或个体建立联盟或同盟来传播信息的重要性。发出同样信息的人越多，否定或驳斥它就越难。例如，当仅仅国家免疫规划提出专项资金计划时，卫生部很容易取消它。然而，当社区组织、宗教领袖或其他政府官员赞成同样的需求时，则很难取消。多样性和数量多具有明显的优势。最强大的同盟通常包括那些最终没有个人既得利益的成员。

首要目的是帮助倡导所要采取的行动——提高知晓率。建立伙伴关系的另一目的是增加筹资。政府机构的预算很少改变，除非外部政治条件所需。卫生预算和发展援助预算也不例外。在有声势的 NGO、协会、工会和宗教组织要求行动和支持前，对于世界上大多数政府来说，卫生问题仍是"低优先领域"。社会动员需使用多种途径提高参与度。有时他们使用"内部"策略，谨慎地接近人们并建立幕后关系。另一些时候，则使用外部策略更加有效，例如媒体和公众会议，来鼓励社区领袖采取必要的行动。

（四）建立同盟

NGO 在很多情况下是自然的合作伙伴，他们支持高风险人群、儿童、难民、妇女和战争国家中的人们。必须使他们确信，对行动的支持将直接有利于他们自己的赞助者。同盟不会一夜建立起来。最好的策略是发现几个能够帮助提供核心纽带的关键伙伴，然后逐步寻找吸纳新伙伴的途径。"国家预防接种日"及其相关活动为开展旨在吸引新拥护者的培训和活动提供了良好的机会。重点要考虑的人举例如下：

1. 在危机中有权（能够且愿意）快速批准你的沟通信息和行动的政府领导；

2. 能够向你提供制定应对计划所需要的信息和资料，和（或）你必须在危机中与之合作的关键技术性利益相关者；

3. 能够帮助你了解危机和公众所需信息，并帮助你准备和发布那些信息的发展伙伴。

（五）倡导活动

人们会逐步陷于事件中，他们认为事件的确不同，而且参与很容易（还令人满意）。一个良好的国家预防接种活动应令人们兴奋、激起热情和充满活力，感受到在消灭脊灰或控制其他疫苗可预防疾病方面的进步。它还应当让人以实际行动去实现他们的目标。

建立良好合作伙伴关系的 5 个步骤：

1. 步骤 1，明确你的目标：在开始联系之前确定你想实现什么目标。对你的联系人想做的事情要有清晰的思路。如果他们关注其他领域，则需要准备全面修改你的方法。

2. 步骤 2，关注你的陈述：收集相关的事实和信息来制定你的方案。确定用最有说服力的方式陈述信息。证明预防接种活动具有公共利益，以及为什么公众是支持的。明确表达预防接种的医学效果。提供支持预防接种成本效益的经济学数据。说明在事件处理中展示领导力的潜在政治利益，以及未能采取措施的潜在政治后果。

3. 步骤 3，选择你未来的伙伴：检查你未来伙伴的业绩记录。在其他事件中他们扮演什么角色？谁能影响他们？你们互相了解吗？他们的个人利益是什么？优先考虑谁最能帮助你。你能够接近的最好的伙伴是谁？检查你介入其他卫生问题时的人员接触情况以及他们之前支持的活动类型。假定他们介入了其他问题，谁最可能支持你的事情？

4. 步骤 4，安排第一次会议：开始联系。通过电话和信件介绍你自己和你的组织。此时不要注重获得支持。安排访问。仔细倾听你未来联系人的兴趣。搜寻问题。关注具体的领域。在会议结束时，澄清你要采取的下一步行动，以追踪对共同关心问题的担忧、看法或领域。选择统一的问题。明确"第一步"行动。多数情况下，你首先是需要开展容易实施的活动。允许不同意见。

5. 步骤 5，通过定期沟通维持关系：开展后续随访。寻找合理途径来跟进你最初的谈话，并将问题通知你的合作伙伴。乐于表达感谢，并请求进一步参与。帮助你的合作伙伴获得他们自己的特殊利益。

（六）赢得所有人

沟通不只是通知大众媒体、群体媒体、传统及民间媒体。它可能需要更加宽泛的范围，使用所有可能的沟通渠道，以整合沟通的方式建立知晓度。沟通应以多种方式使人们获得信息，但应针对同一主题，这样信息会互相强化。真正的整合沟通策略是使用大众传媒及大量的人际间渠道。

（七）积少成多

无论是商业性还是国有化的大众媒体，他们在大多情况下准备并愿意成为预防接种的伙伴。只需使媒体确信那是他们本应关注的。例如，UNICEF 提出假设，对于有关儿童的社会项目，无须出资就能够很容易地动员媒体的支持。这个假设已经被证明是正确的，即使是私人媒体。商业媒体的兴趣通常不止于快速获得唾手可得的利益。展示公众关切并提供社会服务，对长期维护他们的形象和运营很重要。

例如，巴西媒体的经验显示了私立沟通部门的参与范围。除了 EI Globo 无线电台的节目开始时间不收费外，广告和市场营销业的人才通常也是可以免费使用的。UNICEF 只需支付材料费用。据估计，自 1985 年到 1990 年的 5 年时间里，巴西媒体和广告业获得价值 3000 万美元的服务和资源用于儿童问题的宣传动员。

关于媒体的最后一点，在许多国家，卫生部拥有自己的信息或沟通部门，他们的产出质量在近年来取得长足进步，因为他们知道必须重视与商业部门的竞争。因此他们学会了这样做，并在许多情况下取得了成功。

十一、应对谣言

（一）背景

谣言是一种社会现象，是每个人生活的一部分。谣言没有事实根据，一旦被证实或否认，即不再是谣言。这种非正式的沟通方式常常被认为是具有负面意义的。某些免疫规划工作常可导致谣言四起。谣言可因卫生人员自身或卫生部门之外引起。那些以替代服务（如草药）谋生的人，可能会希望诋毁疫苗。其他人把制造谣言、诋毁疫苗作为政治权利斗争。一些谣言是不经意的，另一些则是恶意的。

如果要保护疫苗的声誉，预防接种服务提供者必须了解预防接种谣言的来源，准备好一些可能的策略来反击负面结果。因为预防接种活动的周期短，很可能极容易受到谣言的负面影响。在群体性预防接种活动之前，一个诋毁疫苗的简单的无线电广播或报纸文章，对疫苗的使用可能会极具破坏性影响，服务提供者极少或没有时间来反击。

毫不奇怪，广大公众不可能完全获知预防接种的科学细节和疫苗的安全性。因此，可以预料很多谣言起始于简单的无知，而非自私或恶意。当卫生专业人员经常迁怒于谣言的后果时，他们自己也常常成为谣言的来源。这也许因为个人对此不具备足够的知识，给出科学上不正确的建议和评论。甚至预防接种人员可能未能保持信息更新，忽视了疫苗安全性的重要信息。工作人员自己可能会简单地对疫苗安全产生矛盾而发出混淆的信息。

其他谣言可能起始于令人不悦的动机。那些在卫生服务"边缘"行业谋生的人，如在街道上工作而未接受培训的接种人员，可能会制造有利于他们自己利益的谣言，从公共部门分散客户而寻求他们提供的非正式服务。他们可能会推销疫苗可预防疾病的替代疗法，不希望看到疾病被疫苗消灭。此时，政客做出了与传统知识相矛盾的大胆声明，致使公众远离了预防接种服务。这些声明总是以牺牲疫苗的声誉为代价而促进个人利益。

疫苗的声誉也可能会被偶发事件损害。例如，疟疾或埃博拉出血热爆发可能会毫无根据地或错误地归咎于预防接种项目。

包括声誉良好的杂志等医学出版物，可能会发表提示接种某种疫苗后发生特定不良事件的文章，如接种 MMR 疫苗后的自闭症或克隆病。有些人可能对这些医学杂志负有扩大谣言责任而气愤，在媒体自由或公众需要辩论的保护伞下为他们的立场辩护。事实是某些不良事件的报告可能是基于个人观点和趣闻个案报告，而不是基于科学的认同标准。尽管杂志可能是在发达国家出版，如英国或美国，但影响会波及许多国家，包括发展中国家。

在发展中国家，反对所谓的"西方"药品的民意很明显。这有许多原因，包括民族主义的反应、少数民族权利的推进、自然救治方法的低成本，以及对由多国合作推销卫生产品获取高额利益的愤怒。具有强烈信念的人们可能会主动说出反对疫苗，认为它们是西方药品的一部分。那些具有激进的宗教观点的人，可能会将疫苗形容为违反上帝旨意或之类的变体，怂恿信徒远离预防接种。

其他谣言起始于对疫苗中包含某些可怕成分的恐惧，如 HIV 或导致牛海绵状脑炎（疯牛病）的朊病毒。这些谣言很难平复，因为具有高度可信性的国际新闻经常散布它们。反驳常需要复杂的科学论证，这已超出公众的理解能力。大部分人宁可愿意（可以理解）选择相信更简单的谣言，而不是花费时间阅读背景知识，尽力了解非常复杂的问题。

很多谣言起始于基层，并首先通过口头传播。然而，谣言如果不通过广播、电视和报纸等大众媒体的扩散，一般不会获得足够的势头使卫生人员担心。不熟悉问题的记者常常认为，他们的工作是报告他们看到的事实，没有意识到他们可能会对社区造成很大的伤害。而我们无意抵制新闻的自由声音。通过易于阅读和平和的方法提供科学证据，问题常常能得到更加清晰的阐明。

（二）社会政治环境

谣言不可避免地起源于社会和文化信念体系。社区不是社会孤岛，而是有活力的实体，以接受或拒绝预防接种的方式，与更广泛的社会环境相互作用。了解预防接种的社会构架对处理谣言具有根本性意义。例如，不信任会出现在种族或宗教紧张的时刻，正如在试验或接种避孕疫苗时所发生的一样。

因此，管理者和规划者需要一直与当地文化和权威人士一起工作，建立现存的行为模式。在发展中国家，国内文化和方言的多样性常常导致对社会变革的抵触。因此，我们应该从一开始就有意识地鼓励预防接种的社区自主和参与，而不希望带领社区走向外部强制的目标。

社会动员和项目沟通中的国家经验带给项目规划者某些重要教训。疏忽微观计划的中央计划可能会导致有限的成功或目标人群的较大抵触。必须尊重社区架构，不能设想父母会仅仅因为可以获得服务就带孩子进行预防接种。

（三）干预

面对特定的谣言，可以想到有许多可能的干预措施（和其他措施）。很明显，首先就是将谣言变成免疫规划的优势。这通常需要寻找谣言的来源，可能是一个群体或一个人。通过跟他们对话，询问他们谣言的起源，以及他们认为最好的解决措施。最坏的情形是，服务很清楚地存在着疏忽而将公众置于风险中，不得不向公众承认缺陷，承诺通过培训或其他方式来改正问题。在此种情况下做出的承诺必须兑现，并告诉公众要采取的步骤；否则形势会进一步恶化。通过在解决方案中提供来源，问题可能会得到解决。例如，一个少数民族运动者可能会欢迎在广播或电视时间公开原因，以确认疫苗安全性。卫生管理部门成员在会议上陈述并认真听取了公众的担忧后，可向社区保证，他们的意见和担忧已经听取并将反馈给政府。这样，当局将不再被认为"丢脸"或"在耍阴谋"。

谣言来源很容易被认为是当地报纸或广播电台。另外，当专业人员需要针对是否承认诽谤罪以及谁是可能的信息来源而采取法律建议时，其声誉可能被置于风险中。然而，试图让报纸或电台撤回他们的故事或进行道歉通常是不值得的。昨天的消息就是昨天的。然而，当允许免疫规划管理人员在节目开始或报纸上推出其他立场观点时，非对抗的方法是可行的。采取这种方法必须小心；如果编辑或电台管理人员因某种原因仍想诽谤疫苗，那么在播出采访的剪辑或文本中可能会继续释放错误信息。

（四）倡导

可能的话，应对谣言的任何措施都要公开拥护疫苗的安全性，否则其他问题会争论不休。这涉及意见领袖，例如政治家、传统领袖及社区领袖，或流行明星等媒体英雄。可以鼓励这些意见领袖进行采访和拍摄以支持疫苗。发起这样的倡导项目可能需要总理夫人、卫生部长或当地政府官员的参与。这些过程应始终涉及最广泛的社会动员，包括吸引其他预防接种伙伴。

仅准备谣言有关的健康教育资料或在电视上进行简单声明是不够的，预防接种团队需要在社区采取更多主动的行动来应对。便携式放映机或小型街道剧场表演者是消除谣言的杰出大使。其他可采取的行动包括学校内的会议或社区里的集体讨论。这些信息传播的发起人可以是宗教领袖或其他传统社区领袖。

（五）群体性媒体活动

如果与媒体没有牢固的关系，在处理危机中寻求他们的支持通常已经太晚了。经常获得有用资料的新闻记者，例如他们获取免疫规划管理人员的每周更新的行动后，在危机中请求他们帮助时，能使他们更加积极地应对。渴望得到信息的记者极少富有同情心去应对。需要做出决定，是否所有的媒体都要牵涉进来，或者根据谣言的特征开展更有针对性的活动是否适当。需要特别关注那些已知曾在过去发布错误信息的记者或广播电台。将资料翻译成当地语言对于深入社区相关部门十分必要。有效的策略包括：开发一套问答材料发给新闻媒体，内容包括常见的误解和已知的疫苗不良反应和背景发生率；准备好关键问题的立场说明，安排采访；或明确关键信息人员以便新闻媒体可联系获得信息。

（六）健康社区

各级保健人员都是应对谣言的珍贵资源。通过专业机构，动员公立或私立部门的内科医生提供帮助。护士、接种人员，甚至是志愿者均能参与传播与问题疫苗相关的支持性信息。不要忽视其他预防接种伙伴，例如当地的扶轮社成员。因为谣言可能是预防接种的常态，将危机处理纳入卫生人员培训中是理所当然的。对能够澄清这些谣言的周边人员进行培训至关重要，因为大多数谣言在进一步扩散前起源于区级层面。

十二、特殊预防接种活动的挑战

（一）简介

　　特殊免疫规划活动，例如国家预防接种日（NID），对沟通提出了特殊的挑战，也提供了发生沟通灾难的机会。如果你已经计划开展特殊的预防接种活动，如麻疹群体性免疫活动，你也需要将你的计划与其他人员进行沟通，以动员他们参与。这样做的好处是，你有时间来计划和实施你的沟通计划。在其他情形，你可能不得不在短期内应对困难的局面。因为预防接种团队掌握着群体性活动的时机，没有理由不充分地制定和实施计划。部分计划应确保媒体充分参与活动。

（二）群体性活动中特殊的沟通要素

　　群体性活动的一些特点包括：

　　1. 接种剂次更多；

　　2. 接种时间更短；

　　3. 年龄组更宽；

　　4. 要培训额外人员；

　　5. 要学习一些新活动；

　　6. 较高的媒体覆盖率/关注。

　　由于这些特点，群体性活动有如下风险：AEFI数量明显增加、真正AEFI增多、公众和媒体高度关注疫苗及其相关问题。你的沟通计划必须为此做好准备（本指南不会涉及制定免疫活动的具体计划和所有后勤需求，也不涉及建立免疫活动的AEFI监测系统。这些方面在其他指南中有详细介绍）。

（三）准备

　　考虑到媒体和公众在活动前和活动中可能想知道的所有问题。在活动前应向新闻部门、媒体和保健人员提供清晰的信息。

　　1. 目标年龄人群总发病率和死亡率的背景信息；

　　2. 已知的针对疾病的并发症发生率；

　　3. 相对危险度；

4. 使用的每种疫苗抗原的 AEFI 预期发生率（参见附件 7）；

5. 基于目标年龄组人群数量，估计在活动中可能发生的 AEFI 数量；

6. 时间关联与因果关联之间的区别。

最近，一个国家在 5 岁以下儿童中开展补充维生素 A 的群体性活动，发生了严重情况：新闻部门披露在一个已经开展补充活动的省发生了 27 名儿童死亡。可以理解，媒体指责该活动造成了死亡。如果沟通计划包括向新闻部门提供这些儿童的背景死亡率信息，他们应该会了解该省在正常 24 小时周期内至少有 27 名儿童可能死于多种原因。该活动并未导致任何额外的死亡。如果在活动前提供那些信息，信任度会很高，而之后提供则没有什么作用了。

提前准备好情况说明和不良事件的问答口径，并提供给媒体和所有地区项目管理人员。

（四）避免实施差错

一些人员在活动中承受巨大的工作压力，并且可能因为不熟悉某些程序，会存在发生项目实施（人员）差错的真正风险。应随时随地提供在活动中避免实施差错的指南。中毒性休克是最悲剧性的实施差错，其死亡率很高。这是非常严重的实施差错，值得在情况说明中单独提及。不当处理已经开启的疫苗瓶，可能导致复溶液体被葡萄球菌或其他病原污染。病原能够在液体中繁殖，在温暖的环境中更是如此。葡萄球菌病原体停留超过数小时即可产生大量毒素。如果疫苗被毒素污染，然后被接种，受种者可在数小时内死亡或严重发病。如果能快速识别，疾病可能会得到救治，但常常诊断太晚而孩子死亡。不幸的是，通常是数名儿童因使用被污染的同一瓶疫苗而同时被感染。

（五）保证媒体充分参与

你可尽力拖住不情愿跟着你的媒体，或者你从一开始时就让他们充分参与。这可以做到，但需要有预先计划和热情。做好了将会事半功倍，能使你拥有更好的机会向社区传播信息。如何吸引他们参与，有如下几点办法：

1. 向新闻部门提供常规预防接种信息，即使你没有做任何特殊的事情。记者需要制作常规拷贝，并感激你每日的支持。

2. 提供你认为适于充分告知媒体的情况说明、问答口径和其他材料。

3. 尽可能提供媒体要求的额外材料，或帮助他们查找所需的资源，例如网络或医学杂志。你可能不得不代表他们向医学图书馆索要复印件。

4. 邀请媒体参加员工会议，特别是在活动计划阶段。

5. 邀请媒体参与制定你赴该地区的行程。

6. 邀请媒体在开展常规接种的门诊和开展免疫活动的接种点停留一天。

7. 假设你认为安全，鼓励媒体人员在监督之下喂服维生素 A 或口服脊髓灰质炎疫苗（OPV）。

8. 提供采访。

9. 请媒体代表成为合作伙伴，例如通过共同资助的 T 恤衫、横幅等，以他们的姓名命名活动。例如，预防接种点可以张贴横幅"本预防接种点由环球日报赞助"。

附件 1：VER 的分级应对

1. 小影响事件

大多数 VRE 对免疫规划工作影响小（或无影响）（参见图 29）。你不需要对 VRE 开展公众沟通。事实上，有时发布事件信息反而弊大于利。例如，回应没有事实根据的谣言会引起公众不必要的担心。需要采取的关键行动如下：

（1）记录和监测 VRE。尽管疫苗是在很高的安全标准下生产的，但大部分疫苗会引起一些轻微反应，如低热、注射部位的疼痛或肿胀。这些反应仅需要全国常规报告和分析，无须进行任何沟通活动。同样，尽管有关疫苗安全的报道和谣言流传很多，但大多数不会引起公众关注，不会影响社区人群对疫苗和预防接种的信心。有些情况下，可出现新的、不常见或罕见的反应或报道，虽不严重，但需引起注意，以防后续需要沟通应对。有些情况下，轻微的 VRE 或聚集事件可能迅即成为公共卫生的严重威胁。同样，谣言或报道会引起公众关注，需要进行应对。即使轻微不良事件，如果频繁发生，可能预示存在大问题（如接种实施差错）。

（2）监测公众的反应。继续监测 AEFI 的谣言和报道；如获批准，要加紧沟通准备。与你的受众交谈，并倾听其需求，这样你才能了解他们的关注点，知道你要传达的信息是否被接收到、有无效果。

（3）通过培训，加强医护人员与家长或监护人有效地沟通预期不良反应的能力。这么做，即使不能预防，也可以减少焦虑和谣言。

范例：持续沟通

某国发生了一起严重聚集性疾病，相关联的疫苗在你的国家没有使用。这种情况对你国免疫规划的威胁很低。因此你不需要额外开展沟通活动。仍像往常一样监测事态发展，这样能保证可以掌握任何对全国或地区预防接种信心的强烈反应。

2. 中影响事件

如果你根据表 9 将 VRE 分类为"中影响"，就应该立即制定沟通计划，以防事态升级。有必要采取预警或预防措施，使事件的影响局限化，确保国家、省级免疫规划和卫生当局开展有效的沟通。过去，反疫苗组织常常趁卫生当局没能迅速对事件回应，就抢先获得了公众关注，结果导致事件被过分重视或错误解读。卫生当局在反疫苗组织之后发出的信息，听起来缺乏考虑、息事宁人、自视高傲、自我防卫或者隐瞒真相。

应对步骤：

（1）搞清楚事实（参见"收集信息"）。

（2）参照你的沟通计划，并执行其中的适当行动。

（3）决定是否采取行动，内部交流你的计划，并与主要伙伴和有影响力者沟通。

（4）当你掌握了主要事实、事件的来龙去脉、事件给公共卫生或公众信心造成的威胁之后，就可以决定下一步的行动。决策过程中要请同事、管理者和资深工作人员参与。你最终需决定是否采取预防性的行动，还是继续监测事件。你还需要跟你的免疫规划伙伴，包括国家级和国际伙伴，解释和探讨这些决策。要决定信息如何跟这些伙伴分享，以免事件的影响升级。

（5）制定你需要沟通的信息（参见"制定沟通信息"）

范例：中影响事件

一项即将发表的研究宣称，一种慢性致命性疾病是由于接种百日咳－白喉－破伤风（DTP）疫苗造成的。你能预计到这项研究将会引起媒体关注，并引起公众担忧。你需要参照你国制定的疫苗安全沟通计划或清单，采取预防性的措施。

3. 大影响事件

此类 VRE 需要全面、主动地沟通应对。你需要做好准备并有预见性，以有效地管理公众预期、回应公众的担心，并保证公众获得所需的信息。必须在危机发生和公众担心升级之前采取行动，这样免疫规划才能避免危机冲击，或者有效地应对危机。VRE 越严重，需要的应对越艰难。如果事件已经发生，或估计会引发公众关注，且可能对免疫规划造成影响，那么可以考虑实施附件 4 中列举的行动。

范例：大影响事件

    一名 5 岁男孩在接种 MMR 后 24 小时死亡。大众传媒已经报道了此事，并认为儿童死于预防接种。公众高度关注，并影响国家免疫程序的所有疫苗的接种。

    需要强有力的回应。如果你事先有准备好的材料，那么现在就可以使用。如果这是一个突发事件（媒体爆料的同时你也获知此事），你需要迅速行动，制定和传播相关信息和材料。此时表现被动是不正确的，可能对免疫规划产生潜在危险。

附件 2：沟通计划模板

开头要明确需要达到的目标和原因。设定的目标要现实、可测量，并支持免疫规划和相关机构。按照以下步骤制定沟通计划。

背景

描述清楚问题或机遇。如果没有清楚地理解问题，就无法定出合适的目标。背景就是形势分析，解释开展沟通活动的缘由。

目的

目的一般是要告知、说服、激励或达成相互理解。

目标

目标应针对受众，并且可测量。能帮你实现目的的 2~3 句话，例如：

（1）信息性的（知晓度）

（2）动机性的（以行动为导向）

目标受众

确定特定的、接受传播信息的共同利益人群。按重要性确定受众优先顺序。

选择信息

精准地确定你想让受众听到和记住什么。设计你沟通的核心信息。可以考虑一般的概念性信息。他们需要听到什么，关于什么的，以及你想让他们做什么。这些信息要简短、简洁。每个目标受众准备大约 3 条核心信息，每条信息有 2 条支持信息。保持简短。

制定策略

策略要描述如何实现目标。策略就是行动计划，提供总体工作的指南和主题。用于执行策略的沟通工具包括新闻稿、小册子、广播公告、特殊的活动和媒体采访。确保沟通工具适合于每名受众。

协调时间进度

制定一个时间表，列出每个策略的起止时间。

预算

执行沟通计划需要花费多少经费。

评价

制定评价标准——必须现实、可靠、特定。最广泛使用的沟通计划评价方式是，统计媒体剪报、广播和电视的覆盖率，来测量对"行动号召"的回应。

附件 3：新闻稿

撰写的新闻稿应当让记者熟悉你的新闻。新闻稿应提供相关信息，引导记者对事件进行跟踪。新闻稿是道"开胃菜"，其内容如下：

内容

（1）新闻稿应当围绕核心主题。确定新闻稿的目标是什么和发布给谁。

（2）新闻稿应当有强有力的主导句。主导句是你的新闻稿中最重要的句子，传递新闻稿的最重要点。主导句尽可能包含五个 W（谁、什么、何时、何地、为何）。确定主导句的一个方法是，列出你想要的所有点，按优先排序，再从中选择一个主导句。新闻稿的其他部分应当由支持主导句的小段落组成。

（3）新闻稿应当描述所有的相关事实，并按照逻辑顺序描述。新闻稿应是直截了当的、生动的和告知性的。避免行话、医学名词、缩略词和太多数据。

（4）如果你的新闻稿有引用，它应包含在稿件别处找不到的一些信息。引用能使内容更可读和更真实。

格式

新闻稿应当只包含必要的元素。对于大多数新闻稿来说，两页已绰绰有余。

标题

标题有助于编辑人员快速确定新闻稿是否需要立刻关注还是再等等。标题应当简短，直指主题。

发布日期

新闻稿正文应从发生新闻或你发表声明的起源城市的名称开始。如果没有新闻稿使用的时间限制，在页眉写上"即刻发布"。另一个可选方法是在页面左上角标注日期，仅包含城市名和发布日期（例如：巴黎，2011 年 8 月 23 日）。

布局

如果正文超过一页，在首页页脚中部标注"更多"，这告诉编辑还有更多信息。在最后一页，新闻稿最后一段的下面，居中标注"- 完 -"字样，提示全文结束。

联系人

在新闻稿的最末尾（在"- 完 -"后）提供联系人的姓名、职务、机构名称和联系电话。你可以标注多个联系人，但必须确保指定联系人知识渊博并可联系到。

新闻稿范例

即刻发布：

五价疫苗（Easyfive™）从 WHO 预认证疫苗名单中除名

WHO，日内瓦 2011 年 8 月 17 日——在 WHO 专家组对疫苗生产企业 Panacea Biotec 一个生产基地开展常规审查，以及 WHO 召集的专门委员会随后得出结论以后，五价疫苗 Easyfive™ 已经从 WHO 预认证疫苗名单中删除。

Easyfive™，顾名思义，含有 5 种不同疫苗成分（白喉、破伤风、全细胞百日咳、乙肝和 b 型流感嗜血杆菌），由 Panacea 生产；该疫苗由于企业的 Lalru 生产基地存在质量系统缺陷而被除名。做出除名的决定是因为疫苗存在风险，如果生产企业不采取改正措施，未来批次疫苗的质量和安全性不能保障。

WHO 日内瓦总部疫苗项目发言人 John James 博士解释说："已分发到各国的疫苗批次不应召回，可继续使用。这是因为已经分发的疫苗批次没有质量或安全缺陷的证据；但如果停止接种，疫苗所预防疾病的死亡或发病反而存在真正的风险。"

在疫苗供应上，这种情况引发的主要担忧涉及五价疫苗的全球供应是否充足。WHO 和联合国采购部门评估认为，现存的五价疫苗供应商能满足 2011 年五价疫苗。长期来看，供应充足要满足需求，取决于新的合格疫苗供应商进入市场，和（或）国家转向使用液体剂型的疫苗。

WHO 承诺，一旦可行，将尽快对受影响疫苗产品的预认证进行再评估。

– 完 –

联系人：Hilda Greenslaid 女士，WHO 日内瓦总部疫苗项目新闻发布官。

联系电话：44 797 6391，电子邮箱：greenslaidh@who.int

来源：http://www.who.int/immunization/newsroom/newsstory_dtp_hepb_removed_prequal_list/en/index.html.

附件4：沟通行动时间表

AEFI 时间点	沟通行动
AEFI 前	安装 AEFI 监测系统 建立 AEFI 信息库 准备资料（问答口径、情况说明等） 与媒体、合作伙伴和卫生人员建立联系 持续向媒体提供免疫规划信息 撰写沟通计划 培训相关人员
AEFI 中	立即： 确认发生了什么，并核实报告 收集信息，并分析数据 决定是否沟通（参见第4章） 24 小时内： 执行沟通计划 选择发言人 选择媒体（广播、电视、纸质媒体等） 准备"后兜"材料 72 小时内： 考虑发布新闻稿 考虑召开新闻发布会 持续： 向卫生保健人员、伙伴、媒体和公众提供信息 更新临时信息直至发布最终结果
AEFI 后	评估（参见附件8） 持续向媒体提供免疫规划信息

附件 5：最佳沟通实践

大量研究关注有影响力领袖在危机中的沟通行为。最佳沟通实践要点如下：

（1）倾听、认同、反映和尊重其他人的恐惧、焦虑和不安。

（2）即使面对公众的恐惧、焦虑和不安，也要保持冷静和克制。

（3）向人们提供参与、引导活力、保护自己、获得或再获得控制感的方法。

（4）提供真正的声明和行动，沟通愤怒、热情、希望、勇气和社区精神。

（5）诚实、正直、道德、坦白和公开。

（6）避免使用幽默（玩笑、无礼、讽刺），如果需要幽默，要谨慎使用。

（7）认识到当人们承受巨大压力时，常常会聚焦于负面事物；谨慎使用负面词语，如不、不是的、绝不是、没什么、没有。

（8）第一时间分享新闻，无论是好消息还是坏消息。当分享坏消息时，记住通常要用 3 个正面信息回应 1 个负面信息。

（9）避免口头和非口头信息混淆或不一致。

（10）展示媒体技巧（口头和非口头），包括避免重要的陷阱和圈套（例如，猜测最坏情形说"没有保障"、重复辩解或指责，或者说"无可奉告"）。

（11）提供简明的核心信息。

（12）反复地桥接到核心信息。

（13）使用清晰的非技术性语言，不用行话和缩略语。

（14）广泛使用可视材料和轶事。

（15）检查并复核事实的准确性。

（16）制定情景规划：确认重要的利益相关者；预期问题和关注点；准备信息；检验信息；预期后续问题；并进行应对演练。

（17）连续不断地提供信息。

（18）保证合作伙伴统一口径。

（19）应避免镇民会议，除非能谨慎地控制和巧妙地利用他们，因为他们能增加公众的挫折感；他们反而鼓励了信息的交换和面对面的联系。

（20）要高度可视。

（21）避免攻击信任度高度认可的那些人；可酌情与其联手；寻求、吸引和广泛使用可信第三方的支持。

（22）"说到做到"；"加倍努力"；正确引导。

附件 6：当 AEFI 报告时应行使的职能

职能 / 角色	代理人 / 机构
准备新闻稿	MOH 新闻官员，辅以 EPI 技术团推，WHO、UNICEF
召开新闻发布会或采访	选择沟通计划中接受过媒体培训的人员（不一定是协调员）
准备沟通计划	沟通专家、MOH 技术团队、EPI 管理人员、新闻官员、合作伙伴代表
培训人员	培训师资：WHO 地区团队师资或其他类似专家 计划课程：国家级培训协调员 培训人员：MOH 师资
与合作伙伴沟通	协调员
处理危机	协调员
准备相关的健康教育信息	健康教育团队，辅以 EPI 技术团队和 UNICEF

附件 7：AEFI

1. 一般疫苗反应发生率

疫苗的目的是通过受种者免疫系统对疫苗的应答而诱导产生免疫力。因此毫不奇怪，预防接种可导致一定的轻微副作用。局部反应、发热和全身症状是正常免疫反应的部分表现。另外，疫苗的一些成分（如铝佐剂或抗生素）能引起反应。接种部位的疼痛、肿胀和（或）红晕是典型的局部反应。预计多达一半的儿童在接种疫苗后会出现一些轻微的局部反应或发热。

这些一般反应发生在接种后的 1~2 天内，但接种麻疹疫苗或 MMR 在接种后 5~12 天出现发热和全身症状。尽管接种麻疹疫苗或 MMR 者在此时间段内有 5%~15% 的人会出现发热和（或）皮疹，但仅有约 3% 的病例可归因于疫苗本身，其他均为儿童中常见的偶合症（表 12）。

表 12　一般疫苗反应发生率

疫苗	局部不良反应事件（疼痛、肿胀、红晕）	发热（> 38℃）	易激惹、不适和非特异性症状
BCG	常见	—	—
Hib	5%~15%	2%~10%	—
乙肝疫苗	成人：最高 15% 儿童：最高 5%	1%~6%	—
麻疹 /MMR 疫苗	最高 10%	5%~15%	最高 5% 的皮疹
口服脊髓灰质炎疫苗（OPV）	—	< 1%	< 1%[a]
破伤风 /DT/Td	最高 10%[b]	最高 10%	最高 25%
百日咳（全细胞 DTP）[c]	最高 50%	最高 50%	最高 60%

a 腹泻、头疼和（或）肌痛
b 加强剂次的局部反应发生率可能升高，多至 50%~80%
c 全细胞百日咳疫苗；无细胞百日咳疫苗的疫苗反应发生率则更低

2. 罕见严重的疫苗反应、发生间隔和发生率

大多数罕见的疫苗反应（如惊厥、血小板减少症、低张力低应答状态、持续性无法抚慰的尖叫）均能自愈，不会导致长期问题。表 13 详细描述了罕见的疫苗反应。如果诊断及时、正确，潜在致命的过敏性休克可治愈（表 13）。

表 13　罕见严重的疫苗反应、发生间隔和发生率

疫苗	反应	发生间隔	发生率（/百万剂次）
BCG	化脓性淋巴结炎	2~6 个月	100~1000
	BCG 骨炎	最多数年	
	播散性 BCG 感染	1~12 个月	
Hib 疫苗	未知		
乙肝疫苗	过敏性休克	0~1 小时	1~2
麻疹 /MMR[a] 疫苗	热性惊厥	5~12 天	330
	血小板减少症	60 天	30
	过敏性休克	0~1 小时	1
口服脊髓灰质炎疫苗（OPV）	VAPP	4~30 天	最高 0.4[b]
破伤风疫苗	臂丛神经炎	2~28 天	5~10
	过敏性休克	0~1 小时	1~6
	无菌性脓肿	0~21 小时 –6 周	6~10
百白破疫苗（DTP）	持续性（＞3 小时）无法抚慰的尖叫	0~48 小时	1000~60000
	惊厥	0~3 天	600[c]
	低张力低应答状态（HHE）	0~24 小时	30~990
	过敏性休克	0~1 小时	1~6
乙脑疫苗	严重过敏反应	0~2 周	10~1000
	神经性疾病	0~2 周	1~2.3
黄热病疫苗	过敏反应 / 过敏性休克	0~1 小时	5~20

a 如果已有免疫力（约 90% 的第二剂次受众者），反应（不包括过敏性休克）不会发生：＞6 岁的儿童不会发生热性惊厥。

b 第一剂发生 VAPP 的风险较高（每 140 万 ~340 万剂次发生 12 例），后续剂次为 1/590 万，接触者为 1/670 万。

c 惊厥多为热性起源，其发生率取决于既往史、家庭史和年龄，4 月龄以下婴儿的发生风险更低。

资料来源：WHO 全球中级管理培训教材

附件 8：评估你的工作

在事件中和事件后开展沟通监测和评估非常重要

这可以使你调整你的沟通策略以适应变化的环境，以及回顾和调整未来的应对计划。因为你的技术信息改变，你的沟通策略也必须改变，以便减轻公众的忧虑。这包括在疫苗相关事件公布后的头 72 小时内开展媒体的主动监测。记录你的核心信息是否被媒体使用。如果没有被使用，你需要考虑词语的选择，以及你是否使用了对媒体来说太复杂或太冗长的方式解释复杂的概念。

当 VRE 得到解决时，告知高级管理人员"关闭循环"，以便他们准备是否被要求发表评论或提供信息。要不断地出版或发表声明（通过网站或其他途径），总结事件调查的方法。即使是数月后，出版或公布这些信息仍极为重要，这样在调查过程中就能与公众和你的合作伙伴建立长期信任。

将评估标准纳入计划

评估能保证你正在做正确的事情，或表明你需要改变策略以更好地传播信息。评估目标不必复杂，但应该务实、可信、具体。参见以下要点：

（1）汇总新闻剪报、广播和电视覆盖率，测量对"行动号召"的反应。

（2）如果你正在经历一场持续数天以上的媒体危机，你需要持续评估你的沟通策略（可能还有你的目标），相应地修正你正在进行的工作。

（3）如果危机很短暂，你可以在之后评估你的策略，根据所获经验，修正你的下次沟通计划。

（4）审核你的信息在哪里传播及其影响。

报纸和杂志

（1）有多少已经发行的文章采用了你的信息？

（2）文章在显著版面吗？

（3）采用的信息没有曲解吗？

（4）有著名记者支持你未来信息所针对的任务吗？

（5）从现在开始你需要不同的针对报纸吗？

广播

（1）有多少广播宣传片、新闻条目或源于你信息的播出？

（2）在收听高峰时间广播宣传片播放了吗？

（3）你的信息适当地编辑过吗？

（4）你的采访片段成功吗？

（5）你需要针对不同的广播台吗？

（6）你需要提高你的广播采访技巧吗？

电视

（1）有多少电视宣传片、新闻条目或源于你信息的播出？

（2）在收视高峰时间，电视宣传片能播放吗？

（3）你的信息适当地编辑过吗？

（4）你的采访片段成功吗？

（5）你需要针对不同的电视台吗？

（6）你需要提高你的电视采访技巧吗？

公众对你信息的反应

派人在街上询问行人是否听说这些信息、通过何种媒介、是否理解。你可设计简单的问卷表，或可只获得粗略的非正式印象。

在结束时

记录获得的教训。作为最后一步，总结何种策略和沟通技巧能有效减轻公众焦虑以及对国家免疫规划的影响，这是非常有用的。该"获得教训"的方法有助于你调整你的整个沟通策略，加强你应对下次的疫苗相关事件，它要求更高水平、更主动地应对。

快速评估清单

（1）我对应对满意吗？

（2）我需要改变信息吗？

（3）我需要促进信息的传递吗？

（4）哪些媒体报道事件？

（5）我应该使用其他反馈机制（例如小组讨论、问卷调查）吗？

（6）由于我的沟通努力，有多少问题反馈给了我或机构？

附件 9：使沟通更加有效的五个要素

如果你在新闻发布会上作报告，你的信息可能会因你的报告得到完善或者破坏。以下是一些技巧：

1. 保持视觉信息吸引人

人们看到图片通常比阅读或听到的文字能立刻产生影响。然而，人们常常不会花大力气为出版物或报告去准备有效的视觉内容。要仔细选择或准备图片、照片和插图。当你做报告时，可使用幻灯片、展板和其他视觉辅助工具，向受众描绘而非仅仅讲述你的信息。动作视频和采访通常更加有效。

2. 使用强有力的语言

要改变使用华丽辞藻且产生紧迫感的信息是个挑战。常常没必要将注意力引到疾病或灾难上。真正的传染性（有时难以治愈）疾病常常令人恐惧。尝试将统计资料拟人化和让问题人性化：例如，某人患病的故事；母亲、父亲、子女、护士、医生和志愿者与疾病抗争或工作的故事等。这有助于没有医学背景的受众理解复杂的医疗问题。

3. 分享某些新信息

想办法向受众提供他们不知道的内容："新的"或新鲜的信息。类似严重急性呼吸系统综合征（SARS）等新型疾病，尽管只影响数百人，也比那些影响数百万人且持续数百年的疾病产生更多的媒体和政治关注。当你评估你的受众时，考虑对他们来说什么是新信息。往往专家会忘记了，在医学工作者中的常识性知识对其他人来说可能是新鲜和令人惊讶的。始终寻找新的进展，例如新爆发、新研究、新发布数据和控制疾病的新措施等。

4. 保持文字信息简单

避免沟通中使用太多的详细信息。对医学人员合适的报告，但对记者、政客和捐助者来说几乎一定是冗长乏味的。决策者需要简单的信息，能清晰而快速地指向问题的核心。对于倡导而言，几条精心制作的事实胜过百条统计信息。

5. 针对你的受众

某些语言或修辞对一些受众有意义，但对另一些受众则没有。要将你的信息裁剪以适合你的目标受众。通常人们会倾听对他们或他们的担忧有影响的信息。我们需要构架信息，使得它们显得相关而非疏远。扼要描述你的受众，找出他们的有关信息，例如年龄、性别、特殊兴趣和责任、对主题的背景知识水平、过去对问题的支持情况等。在危机中，可能无法准备的情况下，新闻发布会不得不在手头无全面信息的情况下举行。

附件 10：记者常问的 75 个问题

本问题清单几乎包括了你可能被媒体问到的所有问题。保证在采访前你均已有了答案——无论采访的主题是什么。

1. 你的姓名和职务是什么？

2. 你的工作职责是什么？

3. 你的职称是什么？

4. 能告诉我们发生了什么事情吗？

5. 何时发生的？

6. 在哪里发生的？

7. 谁受到了伤害？

8. 多少人受到了伤害？

9. 那些受到伤害的人获得帮助了吗？

10. 你对这些信息有多大把握？

11. 那些受到伤害的人是如何获得帮助的？

12. 局势得到控制了吗？

13. 对局势得到控制你有多大把握？

14. 随时有危险吗？

15. 对发生的事情已经采取了什么应对措施？

16. 谁来负责？

17. 我们可以预期下一步会做什么吗？

18. 你建议人们该做什么？

19. 需要多久局势才能恢复正常？

20. 已经寻求了什么帮助或谁提供了帮助？

21. 你已经采取了什么应对措施？

22. 你清楚发生的伤害类型吗？

23. 受伤害者的姓名叫什么？

24. 我们能跟他们谈谈吗？

25. 发生的损害有多大？

26. 可能已经发生的其他损害有什么？

27. 你有多大把握？

28. 你预计损害有多大？

29. 你现在正在做什么？

30. 还有谁参与处理？

31. 为什么会发生？

32. 原因是什么？

33. 你曾有此事发生的任何预警吗？

34. 为什么没能预防此事发生？

35. 还有哪里出错了？

36. 如果你不确认原因，你猜测最可能的原因是什么？

37. 谁导致此事发生？

38. 谁应承担责任？

39. 这本来可以避免吗？

40. 你认为参加处理的人员足够吗？

41. 你的应对处理是何时开始的？

42. 何时通知你此事已经发生？

43. 谁在开展调查？

44. 调查后你准备做什么？

45. 迄今你发现了什么？

46. 为什么没有做更多事情来预防此事发生？

47. 你个人的观点是什么？

48. 你要告诉自己的家人什么呢？

49. 那些涉及的人都同意了吗？

50. 人们反应过度了吗？

51. 可适用哪些法律？

52. 有人触犯法律了吗?

53. 你有多大把握?

54. 有人犯错误了吗?

55. 你已经把知道的一切都告诉我们了吗?

56. 你没告诉我们什么信息?

57. 对所涉及的人会有什么影响?

58. 采取了哪些预防措施?

59. 对于发生的事情, 你要承担责任吗?

60. 此事之前发生过吗?

61. 此事在其他地方可能发生吗?

62. 最坏的情况是什么?

63. 获得了哪些教训?

64. 那些教训实施过吗?

65. 做什么事情能防止再次发生?

66. 对于受害者和他们的家人, 你想说些什么?

67. 存在任何持续的危险吗?

68. 人们已经脱离了危险吗? 人们安全了吗?

69. 会对雇员或公众有不便之处吗?

70. 全部的花费是多少?

71. 你能够而且愿意支付费用吗?

72. 谁还会支付费用?

73. 何时我们会看到更多的支付?

74. 我们需要采取哪些措施来避免类似事件发生?

75. 已经采取措施了吗? 如果没有, 为什么?

注: 本问题清单经 Covello, VT 许可重新制定。来源: 在危机中保持镇静: 应对生物恐怖和新发传染病带来的沟通挑战。华盛顿, 国家和区域健康官员协会, 2013。

附件 11：新闻采访中记者使用的策略

你应知道记者在采访中使用的各种策略：

表 14　新闻采访中记者使用的策略

问题类型	问题举例	如何应对
推测	如果……可能会发生什么？ 你认为此事是如何发生的？ 你能建议如何……吗？	我对此不能猜测。 事实是…… 当我们知道事实，处理很重要，事实是…… 现在说还太早，我们将进行充分的评估，确认发生了什么事情
传闻	健康教育局的 Smith 先生说…… 据 MOH 内部消息说…… 你如何回应 WHO 国家主任？ 他说…… 我们的信息告诉我们……	这些信息我已经…… 我愿意坚持事实…… 事实是…… 这是我说知道的…… 我不能代表 Smith 先生讲话，但我能说的是……
负面偏见	告诉我们今天这儿发生的大肠杆菌爆发情况。 这可能是另一起灾难吗？ 告诉我们关于…… 为什么 MOH 的监测不符合标准？	事实是…… 当我了解后，我会告诉你事实…… 让我与你再次分享到底发生了什么…… （不要复述负面评论或语言，纠正错误）
用话堵你的嘴	因此，你认为形势非常严重吧？	"如果可以，让我们看看是什么问题"……然后说出正面观点（注意，他们努力使你说出你不想说的话。不要争论）
臆测－记者给你完全错误的信息，让你处于防卫	因为资金用于总部大楼的建设，MOH 不会为当地保健人员提供足够的培训，是吗？	让我来告诉你正确的信息…… 事实上，这是过去发生的事情…… 事实是…… （不要复述负面评论或词语）
错误的事实和不正确的信息	因此，你已经将 75% 的预算奖给一家机构进行结核病研究，是吗？（如果记者提供错误信息，正好进行纠正）	也许我可以向你的（观众、听众、读者）澄清…… 那不是真实情况……事实是这样的……（温和地纠正，切入你的正面观点）
危险的沉默	你已经对争议问题给予了很好的回答（记者停顿了一下，照相机继续拍照，鼓励你打破沉默，当相机停止，记者还在录音）	按照日程进行。了解非语言性的暗示。要安于沉默。应该是记者填补空闲时间。不要回答他们没有问的问题

附件 12：参考资料

出版物

1. *Advocacy. A practical guide, with polio eradication as a case study.*

Geneva, World Health Organization (WHO/V&B/99.20).

2. *Communication for polio eradication and routine immunization. Checklist and easyreference guides. WHO, UNICEF, USAID (BASICS II and CHANGE projects).*

Geneva, World Health Organization (WHO/PLOIO/02.06).

3. *A human rights approach to TB. Stop TB guidelines for social mobilization.*

Geneva, World Health Organization (WHO/CDS/STB/2001.9).

4. *Communication handbook for polio eradication and routine EPI. Developed by UNICEF and WHO in collaboration with polio partners and ministries of health representatives.*

Geneva, United Nations Children's Fund, 2000.

5. *Advocacy for immunization. How to generate and maintain support for vaccinationprogrammes.*

GAVI Alliance, 2001.

6. *Covello, VT. Keeping your head in a crisis: responding to communication challengesposed by bio-terrorism and emerging infectious diseases.*

Washington, DC, Association of State and Territorial Health Officers (ASTHO), 2003.

7. *Supplementary information on vaccine safety. Part 1: Field issues (WHO/V&B/00.24)*

(http://www.who.int/vaccines-documents/DocsPDF00/www522.pdf).

8. *World Health Organization. Vaccine information sheets at*

(http://www.who.int/vaccine_safety/initiative/tools/vaccinfosheets/en/index.html).

9. *Supplementary information on vaccine safety. Part II: Background rates of ad-*

verse events following immunization (WHO/V&B/00.36)

(http://www.who.int/vaccines-documents/DocsPDF00/www562.pdf).

10. *World Health Organization. Thiomersal*

(http://www.who.int/immunization/newsroom/thiomersal_information_sheet/en/ index.html)

11. *Surveillance of adverse events following immunization. Field guide for managers of immunization programmes (WHO/EPI/TRAM/93.02 REV 1.)(English, French, Russian)*

(http://www.who.int/vaccines-documents/DocsPDF/www9541.pdf).

12. *Aide-mémoire: Adverse events following immunization (AEFI): causality assessment.*

Geneva, World Health Organization, 2005.

(http://whqlibdoc.who.int/aide-memoire/a87773_eng.pdf).

网址

世界卫生组织 (www.who.int/vaccine_safety/en/)。

联合国儿童基金会 (www.unicef.org)。

联合疫苗集团 (www.vaccine.org)。一个 6 个独立网站的合作伙伴，提供预防接种方面的科学、可靠的信息。

PATH 盖茨儿童疫苗项目 (www.childrensvaccine.org)。其资源中心包含一个广泛的预防接种资料库。

GAVI 联盟 (www.gavialliance.org)。GAVI 是一个促进预防接种服务、引入新疫苗或未充分使用疫苗的全球组织。

免疫行动联盟 (www.immunize.org/)。该组织促进和负责医生、社区和家庭对儿童和成人所有疫苗可预防疾病的预防接种知晓度。该美国网址有丰富的健康教育资料，包括英语和西班牙语的接种信息资料。

美国儿科协会预防接种资料 (www.aap.org/new/immpublic.htm)。该协会网页包含给家长的视频和文字资源，包括预防接种资料：正是你所需要知道的。

美国疾病预防控制中心 (www.cdc.gov/vaccinesafety/index.html)。监测预防接种后的健康问题是美国拥有史上最安全、最有效疫苗的必要保证。

PKIDs（传染病儿童家长）(www.pkids.org)。该全国性家长倡导组织承诺，保护儿童免受疾病对其健康和成长的长期影响。

消灭脊灰行动 (www.polioeradication.org)。它包括脊灰相关信息和全球消灭脊灰所做的努力。

疫苗网 (www.vaccines.org)。疫苗网以路透社最新的疫苗相关消息为特征，也是成人、家长、医生、学者和记者获取信息的纽带。国家部分的内容涉及学术期刊、研究机构或 16 个国家预防接种推荐程序。

沟通行动 (www.comminit.com)。该网页向发展中国家的沟通人员提供精彩的信息和资源。

GAVI 资源包（www.childrensvaccine.org/html/gavi-ark.htm）。

全球安全注射网 (SIGN) (www.injectionsafety.org)。

美国儿科协会 (www.aap.org/family/medemredirect.htm)。

WHO 卫生保健废弃物管理 (www.healthcarewaste.org)。

霍普金斯公共卫生学院疫苗安全研究所 (www.vaccinesafety.edu)

WHO 欧洲区办事处

世界卫生组织 (WHO) 是联合国 1948 年设立的一个专门机构，主要负责全球卫生事务和公共卫生。WHO 欧洲区办事处是全球 6 个区域办事处之一，每个办事处为其所服务国家的特殊健康问题而工作。

我们的社会需要"逃命新闻"吗？
——2009 年甲型 H1N1 流感留下的思考①

关键词：猪流感　逃命新闻　公共卫生　今日新闻暴政　媒介化现实

摘要：文章讨论了四个问题：①从政府决策角度，各国政府在处理 2009 年甲型 H1N1 流感事件时，有没有吸取 1976 年处置猪流感时犯下的错误；发现政府并没有从 1976 年的猪流感中吸取教训。②从新闻传播角度，在疾病和疫情的事实不确定的情况下，2009 年中国媒体采取了极端的危机新闻呈现形态：狼来了！逃命吧！——危机新闻报道模式；本文通过新闻框架、新闻用语探讨该不该用"逃命新闻"的危机报道框架。③在对前两个问题讨论的基础上，作者发现甲型 H1N1 流感新闻报道留给我们的思考与教训是，在议程和决策方面，今天政府的公共卫生决策更多地受制于媒体议程；例如，由于乙肝、糖尿病、高血压这些更为严重的疾病，或称"我们自己家人的病"上不了新闻头条，就不会受到政府的高度关注。④文章最后提出，在今日新闻暴政的媒介环境里，政府的公共卫生政策不要受制约于媒介议程和公众情绪。

---

① 本文作者李希光。原文载于《探索与争鸣》2009 年 07 期。

一、1976 年猪流感留下的教训

1977 年 2 月初，乔瑟夫·小加里法诺刚刚出任美国卫生部部长两个星期，就面临着一个艰难的抉择：要不要在全国接种猪流感疫苗？

在小加里法诺上任部长的一年前，也就是 1976 年 2 月 5 日，在狄克斯军营里，一个名叫戴维·路易斯的刚入伍的 19 岁士兵对他的教官说，他太累了，请假一天。但不是大病，用不着看医生。一天后，这个士兵死了。死后两周，美国卫生官员向公众披露说，一个士兵死于一种名叫"猪流感"的流感病毒（多年后才发现这是一种"禽流感病毒"）。

由于当时的美国政府相信猪流感病毒将会成为自 1918 年大流感以来人类面临的最大的杀手，1976 年 3 月美国总统福特下令启动猪流感疫苗计划，让每一个美国人都接种猪流感疫苗。美国国会为这个项目拨款 1.35 亿美元。疫苗接种是由州卫生局实施，联邦政府卫生部给予技术支持。1976 年 10 月 1 日开始接种。猪流感的坏消息没有传来，但几周后，比猪流感更坏的消息传来了——猪流感疫苗在人体上产生严重不良反应导致至少 30 人因此得了吉兰 - 巴雷综合征而死亡。

小加里法诺部长权衡了利弊之后，他在 1977 年 3 月公布新的一年的流感预告中排除了猪流感的威胁，决定不在全国开展猪流感疫苗接种。的确，政府、流感专家和药厂所期待的人类杀手——猪流感大流行后来也没有到来。

十年后，美国接种猪流感疫苗的人中有 104 个人跟政府打官司，要求政府赔偿 1070 万，1978 年要求政府赔偿 26.4 亿美元。详见当年的《纽约时报》报道 [1]：

---

[1]　February 20, 1976, the New York Time runs a headline: "U.S. Calls Flu Alert On Possible Return Of Epidemic's Virus; U.S. FLU ALERT SET ON EPIDEMIC VIRUS". March 25, 1976: "Ford Urges Flu Campaign To Inoculate Entire U.S.; He Will Ask Congress for $135 Million to Make Vaccine for a New Virus to Avert Fall and Winter Epidemics Ford Urges U.S. Flu Campaign To Inoculate Entire Population". April 10, 1976: "$135 Million Voted By Senate to Fund Flu Immunization". May 21, 1976: "Race for a Swine Flu Vaccine Began; In a Manhattan Lab Race to Develop Swine Flu Vaccine Began in a Manhattan Lab". June 9, 1976: "Experts in Europe Question U.S. Plan For Mass Flu Shots; Europeans Question U.S. Flu-Shot Plan". October 13, 1976: "SWINE FLU PROGRAM IS HALTED IN 9 STATES AS 3 DIE AFTER SHOTS; DEATHS OCCUR IN PITTSBURGH But No Evidence is Found That Fatalities Among Elderly Were a Result of Vaccinations States Halt Swine Flu

- 1976 年 2 月 20 日《纽约时报》报道:《美国警告流感病毒回来了》

- 1976 年 3 月 25 日《纽约时报》报道:《福特总统敦促防范流感,确保整个美国获得免疫》。福特要求国会拨款 1.35 亿美元研制预防新流感病毒的疫苗,确保控制秋季和冬季流感的传播

- 1976 年 4 月 10 日《纽约时报》报道:《参议院通过 1.35 亿美元拨款,用于流感免疫》

- 1976 年 5 月 21 日《纽约时报》报道:《加速研制猪流感疫苗,曼哈顿实验室加速研发猪流感疫苗》

- 1976 年 6 月 9 日《纽约时报》报道:《欧洲专家质疑美国大规模接种流感疫苗的计划》

- 1976 年 10 月 13 日《纽约时报》报道:《由于 3 人接种后死亡,猪流感疫苗接种被中止》

- 1976 年 11 月 24 日《纽约时报》报道:《痊愈后回到办公室的猪流感受害者称,普通流感比猪流感更可怕》

- 1976 年 12 月 17 日《纽约时报》报道:《全国停止接种猪流感疫苗,怀疑猪流感疫苗与 94 例 PARALYSIS 病有关》

- 1977 年 2 月 5 日《纽约时报》报道:《猪流感疫苗接种导致 1070 万美元的赔偿诉讼,至少有 104 人要求赔偿》

- 1978 年 11 月 16 日《纽约时报》报道:《全国就猪流感疫苗接种提出诉讼,赔偿要求超过 26.4 亿美元》

- 1980 年 10 月 17 日《纽约时报》报道:《政府将要毁掉 4900 万美元的猪流感疫苗》

Program as 3 Die After Shots". November 24, 1976: "Swine Flu Victim, Back on Job, Asserts Regular Flu Was Worse". On December 17, 1976: "SWINE FLU PROGRAM SUSPENDED IN NATION; DISEASE LINK FEARED; 94 CASES OF PARALYSIS CITED U.S. Aides Act Because of Concern That Shots May Be Connected to Guillain-Barre Syndrome". February 5, 1977: "Swine Flu Program Brings \$10.7 Million in Claims; 104 Suits Already Filed Are Viewed as only the First Wave". November 16, 1978: "Around the Nation; Over \$2.64 Billion in Claims Filed in Swine Flu Program". October 17, 1980: "\$49 Million in Swine Flu Vaccine To Be Destroyed by Government."

美国猪流感事件的两年后，哈佛大学的两教授受美国卫生部部长的委托，完成了有关这次猪流感决策失误的调查报告，1978 年出版:《猪流感事务: 关于一种滑头疾病的决策》[1]。

小加里法诺部长在这本书的前言中写道:"对于外行的政府官员和新闻记者来说，面对公共健康这样复杂的科学问题，政府官员和媒体要做出一种成熟的、平衡的判断，困难是巨大的。我作为一个律师和约翰逊总统时代的国防部部长麦克纳玛拉的特别助理，我经常要处理一些对我来说完全无知的事件和问题。猪流感情况令我吃惊和困惑，我对猪流感知之甚少，我甚至都不知道就猪流感该问什么样的问题，更不用说去做一个聪明的决策。""总结这次处理猪流感疫苗计划的经验将令那些面对敏感的卫生政策决策的人受益匪浅。如果猪流感留下任何教训需要我们吸取，如果有任何工作上的错误和失误，尽管我们当初的意图是好的，但重要的是，我们通过吸取教训，在免疫计划和其他同样的语境决策中，不再重复这些错误。""那些身处高位的外行官员在处理那些需要高深技术和复杂专业知识的政策性问题时，有关这个问题的知识或者是猜测，或者是有争议的，或者相关的'事实'还没有确定的时候，政策决策者和他们的专家顾问应该如何把这些复杂的技术性问题告知公众? 在决策前能否开展一场知情的公众讨论?"

哈佛的诺伊施塔特 (Neustadt) 教授和他的同事哈维 V. 菲诺博格 (Harvey V.Finoberg) 博士在这位美国卫生部部长的请求下，为了后人不再重复前人的错误，详尽分析了 1976 年的猪流感事件。他们在《猪流感事务》书中写道:这种恐慌显示专家们对流感的无知。而那些用预防大流感做出的公共卫生决策是多么的荒唐。总结 1976 年美国政府的猪流感决策，至少有 7 个教训需要汲取:①对于那些只有理论但缺少证据的专家们的过于信任;②个人的先前议程和偏见掺杂在决策中;③卫生专家们急于想让他们外行的领导去做出正确的决策;④政府和卫生部门急于做出一些不成熟的承诺;⑤政府没能认真去回答不确定的问题;⑥政府没有从科学的逻辑上提出质疑;⑦政府对媒体关系处理不敏感[1]。

---

① The Swine Flu Affair Decision-Making on a Slippery Disease, Richard E. Neustadt and Harvey V Fineberg, published by U.S. Department of Health, Education and Welfare,1978.

结合 2009 年的猪流感，英国阿波丁大学病毒学教授休·彭宁顿（Hugh Pennington）说，1976 年的猪流感事件提供了一个如何应对流感爆发的案例。但是，有趣的是，这在当时是一个很有头脑的决策。跟 1976 年相比，今天在微生物学领域拥有了先进的现代科技手段，但是，卫生官员们在做猪流感决策时"仍然一头雾水。比如，我们今天对猪流感的了解跟上次对猪流感的了解很类似。我们甚至都解释不清楚为什么墨西哥的病人死亡人数多，而其他地方病人不是这样的。"①

今天各国政府在发布有关猪流感的公共卫生命令的时候，很多这种决策不是纯粹地从医学角度考虑。1976 年，美国总统福特下令全国接种猪流感疫苗，是由于处在选举年，他要展示一种强大的领导力。欧洲卫生官员要求人民不要去美国和墨西哥旅行，中国媒体炒作寻找疑似猪流感病人接触者的新闻，而美国媒体低调报道这场猪流感事件，其背后有无复杂的政治背景，都是值得研究的。今天的流感专家们把那场猪流感戏剧化，争取让联邦政府像对待脊髓灰质炎和麻疹一样，由政府出钱全民接种。那场猪流感事件通过媒体的报道结果是，很多人对流感没有留下太多的负面印象，反而是对流感疫苗接种，听到了太多的坏消息，留下了太多的负面印象。对当时的公众、对卫生界、对政府、对国会、对媒体，那场关于猪流感的疫苗接种决策是一场"大灾难"。后来的和今天的美国政府刻意忘掉这个事实。这里有很多有疑问的地方。有美国记者怀疑当年福特受药厂操纵。密歇根大学药史中心主任霍华德·马克尔（Howard Markel）曾经担任过美国疾控中心大流感项目顾问。他说，卫生官员最难办的事情是做出全民接种的决定。疫苗有不良反应的风险。2002 年，美国副总统切尼强调种牛痘是反恐的一部分，但是，总统布什否决了在全国开展种牛痘的计划，是因为他怕接种牛痘后的不良反应（牛痘不良反应死亡率为百万分之一至百万分之二）。马克尔（Markel）说，"尽管今天我们的监测设备、方法和专业人员素质都是最好的。但是，我们都是人，人是会犯错误的，正像 1976 年，好心办错事。"①

———————

① How to Deal with Swine Flu: Heeding the Mistakes of 1976, EBEN HARRELL, Time, Apr. 27, 2009.

二、2009 年：极端的危机新闻呈现模式

"猪疯了！"

这是 2009 年 4 月 27 日的《纽约邮报》头版半个版面的通栏标题，看上去，这是一种世界末日到来的绝望的尖叫。

"甲型流感攻陷中国"——这是 2009 年 5 月 12 日搜狐网首页通栏标题。看上去，中国也逃脱不了世界末日大灾难。

看看这些新闻标题和报纸上的画面，这是自"9·11"、炭疽病、SARS 以来的最大媒体恐慌。甲型 H1N1 病毒随着媒体的报道就像一架无法驾驭的过山车，世界各地满处转悠，媒体报道到了哪里，哪里的人们就尖叫一声"不好了，猪来了！"，就像古时候放羊的小孩高喊"狼来了"的传说一样。2009 年的中国媒体和世界媒体在甲型 H1N1 流感新闻报道中是否过度呈现？

通过研究，我们不难看出，新闻媒体这次甲型 H1N1 流感的过度呈现特点是：①狼来了！②逃命吧！

猪流感新闻的畅销，首先是"猪流感"这个好听的名字。在甲型 H1N1 流感的最初命名上，德国人称它为 Schweinegrippe，法国人称它为 la Grippe A；但是，都没有"猪流感"这个名字响亮。最初美国的一个研究小组 2009 年 4 月 21 日报告说，发现两个新流感病毒病例，这种病毒的基因跟猪身上发现的病毒匹配，就称其为"甲型猪流感"。世界卫生组织也不加思考地采用了这个命名。特别是在 4 月 27 日的记者招待会上，世界卫生组织流感专家福田敬二（Keiji Fukuda）连续使用猪流感这个词多达 22 次。特别是第二天，当一名德国记者问他"猪流感"这个命名是否恰当，这个世卫组织专家说，"这个病毒被证实是一种猪流感病毒。我们没有计划为这个病起个新名字。"但是，来自猪肉界的抗议，特别是当埃及在 4 月 29 日屠杀了这个国家全部的几十万头猪后，从 4 月 30 日开始，"猪"这个字眼不再出现在世卫组织的文件中了。实际上，迄今没有证据显示，猪把甲型 H1N1 流感传染给了人，只看到报道说，加拿大一家猪场的一个感染了猪流感的工人把这种病传给了 200 多头猪。甲型 H1N1 流感事实上包括来自猪、禽类、人

类的基因。病毒不会通过猪肉产品传播,人不会因为吃猪肉感染甲型 H1N1 流感。美国疾控中心 4 月 29 日宣布将猪流感改名为甲型 H1N1 流感。但是,媒体仍然放弃不正确的命名——猪流感——因为猪流感更煽情、更好记。

尽管 WHO 等部门已经为猪流感正名,但是在甲型 H1N1 流感爆发 20 天后,在 Google 搜索引擎中做一个简单的对比,输入关键词 H1N1 流感,有 7 360 000 个结果,输入关键词"猪流感",有 61 400 000 个结果。

在新闻报道的用语上,媒体更多采用的是惊呼"快逃命吧"的新闻语言。当 2009 年 4 月,猪流感在美国和墨西哥传播时,法新社惊呼:"杀手";路透社惊呼:"前所未有的危险";美联社惊呼:"致命怪病";《纽约新闻》标题用语是:"猪流感传开了!"

在报纸杂志的版面安排上,多半采用"逃命新闻"报道框架。具体可以把这次猪流感的报道分为如下几类:

(1)头版头条醒目报道。

(2)头版通栏标题新闻。

(3)整版猪流感新闻。

(4)封面猪流感文章。

(5)网页通栏猪流感标题。

(6)恐怖的猪流感新闻图像;媒体有没有必要在播放中国内地发现的第一个甲型 H1N1 流感确诊患者的新闻时,把一个监视器中的模糊病人画面像鬼一样地呈现给全国人民。

(7)渲染世界各地的猪流感紧张气氛。

(8)渲染全国各地的猪流感紧张气氛。

(9)滚动新闻;连续滚动报道猪流感感染人数和疑似患者人数。

(10)大量报道"通缉"和"抓捕"疑似感染者新闻:发现一疑似猪流感感染者(流感确诊者)、通缉疑似猪流感感染者(流感确诊者)密切接触者、寻找到疑似猪流感密切接触者、隔离疑似猪流感密切接触者(流感确诊者)、被隔离者(住院的流感者)生活愉快健康、被隔离者(流感患者)释放回家;例如,电视播放戒备森严、身穿防化服的武警战士严防死守北京某处隔离墨西哥人的宾馆。

（11）逃命新闻框架；如新华社通讯《"感谢祖国！"——包机接滞留墨西哥同胞回国纪实》，仿佛这些同胞经历了九死一生，被祖国从恶魔手中救出来一样，这样的报道语言加重了公众的恐慌情绪。

（12）媒体戏剧化地报道墨西哥乡下的一个所谓"零号病人"——猪流感的第一个病人；CNN 的摄制组在一个富有魅力和性感的新闻记者的带领下，沿着尘土飞扬的乡间路，深入墨西哥农村，寻找这个墨西哥孩子，见到这个孩子时，记者们惊奇地发现他竟然是一个活蹦乱跳的孩子，不是想象中的奄奄一息的病人。

对于这种逃命新闻学，路透社全球主编迪安·怀特（Dean Wright）在甲型H1N1 爆发后不久在其题为《流感爆发：走在炒作与帮忙之间》的博客中有这样的评论："重大的坏新闻意味着媒体受众的激增，坏新闻毫无疑问会提高编辑记者的肾上腺素水平。坏新闻提供给媒体在新闻报道中走向极端的诱惑。""问题是，我们媒体人如何确定我们新闻报道的新闻准确和信息充分。一边让我们的报道对市场和消费者的生活带来冲击，同时又不会制造耸人听闻的事件。"我们的作用既不是削弱新闻的重要性，也不是通过夸大、散布惶恐言论，扰乱社会民心。我们要准确地描写究竟发生了什么，其意义和背景是什么。"[①]

直到目前，中国大陆没有发现一例因甲型 H1N1 流感病而死亡的。中国有9300 万乙肝病毒携带者，但自 2009 年 4 月 27 日到 5 月 17 日不到一个月中的新闻报道，中国媒体对甲型流感报道总量超过了新中国成立 60 年来对肝病报道的总和。中国每年死于流感的大约有 10 万人，平均每天近 300 人，甲型 H1N1 流感不过是人流感的一种。很多到医院看过各种流感的人，大夫和病人并不知道这个病人感染的是哪种流感病毒。

究竟是哪些因素引发了这场媒介化大流感运动？什么样的媒体环境造成了"猪流感"的媒体轰炸？为什么那些与我们健康息息相关的疾病，如乙肝、肺结核、高血压、糖尿病等得不到报道？好的公共健康新闻标准是什么？从新闻报道看，

---

① Dean Wright，Flu outbreak: Walking the line between hyping and helping，April 27，2009，http://blogs.reuters.com/fulldisclosure/2009/04/27/swine-flu-walking-the-line-between-hyping-and-helping/.

猪流感更像是媒体制造的一场媒介化流感。通过分析这场媒介事件反映出政府议程与媒体议程和公众议程的相互作用，导致这场媒介化的流感恐慌。这场对猪流感的渲染主要来自媒体与政府的联动。政府滚动报告疫情，媒体24小时滚动报道感染和确诊人数。试想一下，如果把乙肝也做成疫情地图，24小时滚动报道今天全球又有多少例死于乙肝，那会引起怎样的恐慌？

三、媒体过度关注甲型 H1N1 正确吗？

媒体对甲型 H1N1 的过度报道正确吗？猪流感比起其他疾病更危险吗？为什么媒体如此关注猪流感？

《时代周刊》如此描写恐惧给人带来的后果：当有线电视新闻台不间断地报道有关甲型 H1N1 流感的新闻时，你会感觉到这种疾病无处不在，你会觉得偶尔打的一个喷嚏就是自己感染甲型 H1N1 流感的证据。这可以解释，在那些出现甲型 H1N1 流感病例的州里，为什么会有那么多没有出现患病症状的人涌入急诊室，他们担心自己可能感染了病毒，这实际上是一个很糟糕的想法。首先，对那些事实上没有患病的人进行检查只会加重已经承担很大压力的医院资源的负担，医院正在为应对疫情做准备。在过去的疫情爆发期间，包括 2003 年的 SARS 病毒爆发期间，医院实际上是一个容易发生感染的地点，那些得病的人都聚集在医院里，甲型 H1N1 流感也会出现类似的情况。[1]

媒体会争辩说，因为医学界关注，所以记者才会去报道。问题是，记者与科学家对风险的评估和选择、观察风险的角度、提供的风险信息是不同的，有的时候立场是对立的。在对风险的选择和评估上，科学家用数学模型和概率评估风险。科学家力求提供完整的科学事实、统计数据、量化分析，提供准确的科学信息，不敢扭曲数据和事实。结果，这种信息忽视了大众的要求，所提供的信息往往不会引起媒体和大众的兴趣。

---

[1]　Swine Flu: 5 Things You Need to Know About the Outbreak，BRYAN WALSH，Time，Apr. 27，2009.

为什么医学界关注猪流感？首先是政府卫生部门有责任预防各种疫情的爆发。政府和流感专家对新型流感病毒采取预防的措施是他们的工作和职责。其次，今天医院有了高技术的检测设备和监控系统，可以快速检测出病毒的基因序列，从而确定为何种流感病毒。如果甲型 H1N1 流感发生在多年前，没有人会注意到流感病毒之间的不同。不同病毒的流感在过去几十年里发生过许多次，只不过我们不知道罢了。但是，并不是每个全球流行的病毒性疾病都是重大传染病。重大传染病是由感染率和病死率决定的。世界卫生组织宣布全球警报，是因为该组织认为这个新的流感病毒可能会在世界许多地方，从一个人传染到另外一个人。但是，这并不意味着甲型 H1N1 流感将会成为一个严重致命杀手。

大众与媒体不是依据数学概率作为评估猪流感或其他风险的尺度。媒体对风险的判断多取决于其新闻价值的大小、个人对风险的选择和感受。中国汽车交通事故每年死亡约 13 万人，自 2004 年包头那次空难以来，5 年来中国飞机坠毁事故共死亡 51 人（包括包头空难）。这样算下来，在中国，空难每死一个人，就有不下一万条新闻报道（包括重复和滚动的）。而马路上每死一人，几乎没有一条新闻报道。如果比较甲型 H1N1 流感和普通流感，可以这样预测，如果中国死了一个甲型 H1N1 流感病人，将会有不下一万条新闻报道（包括重复和滚动的）。而中国平均每天都有一百多人死于普通流感，却没有一条新闻报道。记者在报道新闻的时候，乐于提供有倾向性的煽情故事、趣闻轶事，以讲故事的手法来迎合大众。但是，这种用新闻故事取代科学事实的做法通常会不准确，甚至错误再现科学。但是，由于媒体有强大的话语权，并且是科学家与大众沟通的桥梁，科学的信息难以竞争过新闻性信息。

为什么媒体关注甲型 H1N1 流感？因为 H1N1 流感潜伏着全球性灾难的前景，这个潜在的风险对媒体有巨大的吸引力，媒体的风险报道能引发受众的高度兴奋。再则，H1N1 流感有很多不确定性，对大家是一个陌生的病种。就像有关煤电和核电，哪种发电对人类健康风险更大？很多人会选择核电。因为多数人不熟悉核电，提到核电可能给人类健康造成的灾难，人们都会瞪大恐怖的眼睛。但是，谈到烧煤可能给人类造成的伤害，人们都漠然视之。这是因为，人类上千年来，已经习惯于挖煤和烧煤了，很少去考虑其对人类健康的风险。

再则，跟当年人们关注 SARS 一样，H1N1 流感从一开始就是一个高度政治化的疾病，世界卫生组织、美国政府和中国政府都是从一开始采取的措施和发布的政策就让人联想起 SARS。从政府和媒体的新闻发布和新闻报道看，H1N1 流感已经被上升到高政治（high politics）了。如 SARS 期间，西方媒体对"非典"报道的政治化，政治上的正确性。政府领导人都对猪流感的风险出面表态了，各级卫生官员都出面表态了，媒体议程跟政府政治议程高度一致。如果你不跟当时的媒体政治话语站在一道，是不受欢迎的。按照政治学理论，高政治与国家安全、国际政治、外交、国家形象等高层政治决策相关，低政治（low politics）仅仅是健康等不涉及国家安全和国际政治的问题。某位驻外大使一边抽烟，一边在某个会议上就中国如何治理大气污染、保护臭氧层提出自己的宏伟蓝图。他可能不知道，抽烟在中国每年要导致至少 100 万人死亡，但臭氧层破坏会造成多少人死亡是个不确定的数。但是，减少二氧化碳排放是一个国家政治问题和外交问题，是高政治。中国政府在应对 H1N1 流感中，通过领导人频频在媒体上对预防 H1N1 流感表态，亲临传染病院慰问病人等提高了 H1N1 流感的政治等级。

但是，从死因和概率上判断，流感究竟有多可怕？首先，我们应该看到，流感是人类难以摆脱的生存环境。中国每年至少 10 万人死于流感，每个人一生至少会被流感病毒感染一次。但是，没有人恐惧，多数人几天后，就会自然痊愈。美国疾控中心报告，美国每年至少有 6 万人死于流感和肺炎。其中大部分死者都是老弱病残，或者是免疫系统遭到了破坏的人。但是，死亡证书上的死因是流感。美国每年有 150 名儿童死于流感。美国儿童的首要死因是交通事故（2003 年 7677 人）。美国儿童的第二个死因是谋杀（2003 年 3001 人）。

从概率上看，猪流感到底有多恐惧？猪流感比普通流感对人有更大的危险吗？起初墨西哥医院里没有多少人看流感，直到政府大肆在媒体上炒作猪流感后，去医院检查猪流感的人才异常增多。迄今，没有报道说，猪流感在墨西哥的病死率高于其他流感。如果把墨西哥、美国、欧洲、日本、中国等世界各地这个季节的流感疫情、死亡人数、病死率与往年相比，究竟出现了异常，还是正常？我们看不到这方面的报道。另外，因 H1N1 流感病死的人是普通健壮人还是老弱病残？是否因并发症或偶合死亡？我们也看不到这方面的报道。截至 2009 年 5

月 18 日，美国 H1N1 流感病人 4714 人，死亡 6 人。每年，20% 的美国人感染流感，有 20 万人因流感住院，其中 36 000 人死于并发症。

关于是否有人刻意制造全球恐慌，欧洲一位前资深的卫生官员说，这是世界卫生组织为了募集资金的把戏。还有人说，这是制药公司制造的宣传阴谋。更有批评家说，这是媒体为了增加点击率和收视率而制造的恐慌。也有批评家为媒体辩护说，当传染病来了，恐慌有什么不好。但是，每年有 5 亿人患疟疾，其中 100 万人因此死亡。为什么媒体不去制造疟疾的恐慌？因为疟疾患者和医务人员不戴口罩和防毒面具。

有人说，不是媒体在渲染，而是政府在渲染。政府匆忙宣布拨出 50 亿元的专款用于猪流感预防，而中国未来 15 年艾滋病、病毒性肝炎等多种重大传染病防治专项科技经费仅有 40 亿元；外交部门匆忙宣布向墨西哥提供 500 万美元援助的真实动机是什么？民航派专机接回滞留墨西哥的中国公民；关闭隔离墨西哥人，包括那些近期没有回墨西哥的人、在海上航行了 20 多天的墨西哥船员（流感病毒的潜伏期是 1 周，而不是 3 周）；在海关入境检查单中，要求入境旅客填写所谓"是否接触过猪"；埃及政府下令杀掉所有的猪。500 万美元能为防治乙肝做多少事情？ 50 亿元能为防治乙肝做多少事情？多年来，媒体和卫生部门一直在炒作禽流感，认为这是一个全球性大流感，等待了多年，一直还在等待。但是，在等待的同时，数以百万计的人被其他重大传染病和流行病夺走了生命。本文不是指责媒体和卫生部门在杞人忧天。但是，从媒体的报道看，天好像要塌下来了。是不是有人期待着天塌下来的新闻？天要塌下来这种全球性的灾难新闻的确有诱惑力，能吸引到全部的眼球。

公共健康的新闻报道需要新闻议题的正常化，而不是异常化。正常的公共卫生话题是关于科学知识、卫生素养、权利、平等、安全、正义的话题。当世界卫生组织宣布墨西哥爆发猪流感时，非洲和印度的报纸都没有在头版刊登这条消息。报道说，在非洲发现了两个疑似病例，其中一个后来被证实是假的。在非洲，每天有 3000 名儿童死于疟疾；在印度，每天有 1000 人死于肺结核。联合国最近报告说，在津巴布韦有 4000 人死于霍乱，在印度每年有 60 万儿童死于腹泻。这些都是正常的公共卫生话题。

四、媒介化现实与今日新闻暴政

在对上述三个问题讨论的基础上，我们发现甲型 H1N1 流感新闻报道留给我们的思考与教训是，在议程和决策面前，今天政府的公共卫生决策更多地受制于媒体议程。例如，由于乙肝、糖尿病、高血压这些更为严重的疾病，或称"我们自己家人的病"上不了新闻头条，就不会受到政府的高度关注。

今天的媒体环境简单定义为"媒体的商业化"。今天的媒体的定义是：那些刊登广告的东西简称为媒体。无论是广播、电视还是报纸，一切都是为了广告收入。媒体作为一个商业企业，获取利润是其终极目标。媒体采集制作新闻是赔钱的，只有把通过新闻报道获得的受众注意力卖给广告商，才能获取利润。正如医院靠病人挣钱，酒厂靠酒鬼挣钱，烟厂靠烟民挣钱一个道理，报纸靠读者挣钱，广播电台靠听众挣钱，电视台靠观众挣钱，网站靠网民挣钱。但是，大多数读者购买报纸是为了看新闻而不是看广告，没有新闻就没有读者。在今天这种商业化的媒体环境里，能抓住读者的新闻产品需要具备三个要素：①新闻的 ATM（Audience，Time，Money）；②媒介奇观；③热闹话题。

什么是新闻的 ATM？ A（Audience）指的是新闻的受众，即新闻要满足受众的需要。新闻报道的事实、观点、画面和声音必须是读者喜闻乐见的。为了达到这个目的，有的时候，媒体可能会夸张编造。T（Time）指的是新闻的时间要素和时效要素两个维度。记者的新闻报道首先要满足自己所在媒体的截稿时间规定；二是与媒体的竞争对手在新闻报道上抢夺第一时间新闻。由于今天争抢新闻报道的"第一时间"成立新闻的第一定律，结果新闻的真实性成了第一时间的牺牲品。只有充分的、耐心的采访和材料积累才可能更接近真实，抢夺第一时间的后果是，很多报道是道听途说。M（Money）指的是新闻报道与金钱的密不可分的关系。新闻报道作为电视广告之间的插曲或是为报纸填补空白的东西，新闻报道通过抓取眼球，满足广告商对潜在客户的影响和渗透，为媒体获得其最终需要的利润。新闻奇观要求新闻能构成一个非常好看的画面，让人看了之后惊讶地叫起来，称之为尖叫新闻学。就像"9·11"世贸大厦被恐怖分子击倒，大家看了就尖叫。从禽流感到猪流感，都构成了媒介奇观。媒介奇观需要一个好的画面，这对公共健康报道提出了挑战。报纸上的新闻故事和图片印刷出来后，大家觉得好看，就是重大新闻。观众和读者对新闻的重要与否，多是以新闻好看或是不好看来判断的。即使是重大疾病的爆发和流行，如果画面不好看，就算不上重大疾病。当年很多人关注"非典"，是因为媒体上每天制造一个令人惊叹的媒介奇观——戴口罩的人。媒介奇观带来的后果是：国家政策和政府议程会被媒体牵着鼻子走。在今天这样一个媒介发达和媒介化民主的时代，政府要做出顺应民意的样子，必须跟着媒体制造的议程和媒体制造的民意走。直到现在，仍然有很多人认为2003年中国人面临的最大的公共健康问题就是"非典"。2003年全国因"非典"死亡人数是三百多人，但每年因肺结核死亡13万人，因肝病死亡50万人，所有这些疾病的报道的总量加在一起，连"非典"的万分之一都不到。

再如，为什么社会如此关注禽流感？禽流感也是好看的画面。禽流感到底死了多少人？中国从2003年到目前一共25人，平均每年4人，如果政府增加投入，每年救活1%的禽流感病人，能救活多少人？中国目前每年死于肝病50万人，如果政府增加投入，每年减少肝病1%的死亡，能救活多少人？政府的关注、卫生部门的投入和媒体的议程设置对哪个疾病的增加会对中国人的健康贡献更大呢？看所谓"猪流感"画面。通常情况下，在穆斯林世界、阿拉伯媒体对猪是排斥的；但是，在猪流感爆发后的第一个月里，其电视台和报纸每天连篇累牍的新闻和画面都是关于猪的。猪流感成了媒介化的疾病。世界卫生组织报告，目前病毒从猪传染到人没有得到证实。但为什么猪流感获得了如此过量的报道？这种疾病不仅画面在媒体上"好看"，名字在媒体上也"好听"。如果当初就公布为甲型H1N1型流感，就很难获得今天这么多的关注。

作为发明纸张和印刷术的民族，中国许多读者认为报纸上的白纸黑字是最可信的，对网上流传的消息也多不假思索地信以为真。于是我们生活在媒介化的现实世界里。媒介化现实带来了今日新闻的暴政。今日新闻暴政体现在：凡是今天媒体上刊载的头条新闻将变成政府和社会最重要的公共事务。比如，如果今天上午国务院讨论关于医改的修改方案，这个方案涉及每一个中国人的利益；但早上的媒体上全是猪流感的头条报道，结果，医改的讨论可能让位于猪流感的讨论，而关于医改的讨论只能一推再推。与中国人民利益密切相关的重大议程被当日头条新闻取代。

马里兰大学新闻学教授苏姗·默勒（Susan Moeller）在她的《媒体如何兜售疾病、饥荒、战争和死亡》一书中写道："媒体通常把公共卫生等事件塑造成戏剧事件，他们报道疫情的手法与报道其他事件的手法无异，都是公式化的报道角度，煽情的语句和仅仅参考美国人的说法。大部分文章更加倾向于制造比事实更加恐怖的公众情绪恐慌。"面对这样一个兜售疾病和今日新闻暴政的时代，如何做好公共健康新闻的报道？ 2003 年的哈佛大学《尼曼报告》指出，报道公共健康卫生的记者需要掌握专门报道医药、科学的特殊技巧。但是，在中国，由于大部分从事疾控报道的记者和评论员都是时政或财经记者，中国只有个别记者有医学专业的背景，公共卫生记者需要对生物学、实验科学、临床医学有基本的熟悉。公共卫生还是政府行为，所以记者还要能解读政府预算、政策和在此背景下报道科学问题的能力。由于多半为文科学生，没有理科背景，多半没有基本的数学素养，对数据不敏感，中国记者在报道健康新闻的问题时，他们更对人的故事和内幕感兴趣，他们热衷于社会新闻、丑闻、绯闻。国外研究公共卫生报道的学者发现，由于多数记者对科学和医学没有专门知识或不感兴趣，公共卫生报道往往过分追求戏剧冲突，常常引起不必要的恐慌。

问题疫苗案后，这七个问题
你应当知道答案 ①

一、最近大家都在说疫苗，疫苗为啥这么重要？

疫苗是最有效的健康干预措施之一。英国医生爱德华·琴纳（Edward Jenner）于 18 世纪末发明了世界上第一支疫苗，将牛痘分泌物接种到人类皮下，通过使人感染牛痘而催生对天花的免疫力。

天花是一种由天花病毒引起的烈性传染病，主要通过空气传播，典型症状包括身体多处的皮疹。天花无特效药可治，整体致死率约为 30%，而恶性或出血性天花的致死率则超过 90%。

借助天花疫苗和一个全球范围的疫苗接种运动，天花成为第一个被彻底消灭的人类传染病。然而在此（1980 年）之前，天花曾夺去数百万人的生命。

从经济学的角度，疫苗也是"最划算"的健康干预措施。根据一项美国约翰·霍普金斯大学对 94 个国家的研究，在 2011 年至 2020 年期间，中低等收入国家在免疫事业每投入 1 美元，就能通过降低传染病爆发、减少公共卫生开支、提高个

---

① 本文作者为李贝思，牛津大学全球健康与热带医学专业在读研究生。原文载于 2016 年 3 月 24 日盖茨基金会微信公众号。

人的社会经济参与度等方面，获得 16 美元的社会经济回报。在这十年里，这 94 个国家通过投资疫苗，预计将会获得 5860 亿美元的社会经济效益回报。

二、疫苗的作用原理是什么?

疫苗的基本原理是通过"模仿"病原体感染，从而激发人体的免疫系统做出反应。然而疫苗所引发的感染不足以致病，而是能够激发自身的免疫系统产生相应的抗体。这样，当下次再接触到同样的病原体时，自身的抗体会果断识别并抵御它。

三、我听人说疫苗有活的和灭活的，二者有什么区别?

目前常见的疫苗主要有两类：减毒活疫苗和灭活疫苗。

减毒活疫苗是利用毒力被削弱的病原体来刺激免疫系统产生抗体的疫苗。因为减毒疫苗利用的是活病原体，因此所制造出来的感染环境也最为真实，由此激发出的免疫力更为持久。因此，减毒活疫苗往往接种次数少、接种量小。但也由于减毒疫苗的属性，对于免疫力低下的人群，例如正在接受化疗的癌症患者，就不建议接种减毒活疫苗。

灭活疫苗则是在疫苗的培育过程中通过将病原体处死后制成的。灭活疫苗对于人体的刺激时间较短，因此要培养和维持足够的抗体水平，往往需要多次注射。

虽然疫苗的实质是将病原体注入人体，但是由于使用的是灭活的或毒力减弱的病原体，因此人们不论接种的是减毒活疫苗还是灭活疫苗，都不会因此而感染到相应的疾病。

四、疫苗失效是怎么回事? 失效疫苗会有毒吗?

疫苗只有在正确生产、运输和使用时才能起到真正的效果。一般来说，疫苗对于温度比较敏感，只有被储存在适宜的温度下（通常是 2~8℃），才能正常发挥作用。将疫苗暴露在过冷或过热的环境下，都会导致疫苗效力降低甚至完全丧失。

此次关于山东疫苗事件争论的焦点之一，在于"失效疫苗"是否等同于"毒疫苗"。关于这个问题，世界卫生组织已经给出了官方回复：不正确储存或过期的疫苗几乎不会引起毒性反应，因此在本事件中，疫苗安全风险非常低。疫苗的效力降低或丧失，并不等于减毒疫苗的毒力"恢复"和灭活疫苗的毒力"复活"。失效的疫苗带来的最大风险是不能有效刺激接种者的免疫系统，产生免疫应答，进而无法保护接种者防御传染病的侵害。失效疫苗对于健康的接种者本身几乎没有影响。但是长远来看，无效接种最终还是会对个人和公共卫生造成负面影响。

五、用什么办法能够防止疫苗失效？

为了保证疫苗在运输和存放过程中被妥善保存，人们研发了叫作"冷链"的系统。冷链，顾名思义就是串联起的冷藏设备。冷链开始于疫苗生产厂，终止于接种者，中间经过层层运输配送环节。有效的冷链需要确保这当中每个环节的储存条件都达到标准。

而除了稳定可靠的冷藏设备之外，完善的管理监测体系也是不可或缺的。确保冷链系统的有效性需要疫苗生产者、各个环节的经销配送方、公共卫生管理部门，以及接种站工作人员共同承担和维护的责任。

疫苗的效力不能恢复，一旦失效则完全作废，然而很多疫苗失效后是无法从外观上判断的。因此，有效、完善、可靠的冷链系统尤为重要。

六、疫苗会造成副作用吗？

诚然，疫苗和所有药物一样，都会有副作用。最常见的接种副作用包括头疼、发热等，这是人体免疫系统受到刺激后而出现的正常反应，症状往往很快就能消退。在极少数时候，疫苗也会引发更为严重的副作用，包括过敏反应，以及出现类似于口服减毒脊髓灰质炎疫苗（俗称"糖丸"）进入人体后发生变异，从而重获毒性致人残疾等情况。但必须强调的是，这些都是极其小概率的事件。

七、很多病我都见不到了，为什么还要接种相关的疫苗？

接种疫苗不仅仅是个人行为，更具有广泛的公共卫生意义。出于对疫苗不准确、不科学的理解而盲目抵制疫苗，不仅无益于个人健康，而且会伤害群体免疫力（herd immunity），从而降低公共卫生水平。

群体免疫力是指整个人群对特定传染病的抵抗力。换句话说，当人群中大部分人都具有免疫力时，这能防止传染病的大规模扩散，从而保护像新生儿、孕妇、癌症患者等不适合接种特定疫苗的人群。

而当群体免疫力下降时，一些可能早已淡出人们视野的传染病会"死灰复燃"。2015 年年初，美国爆发麻疹疫情，很大程度上就是因为人们对麻疹疫苗的误解，使得接种率下降，进而损害了群体免疫力。

疫苗是保护个人健康和公共卫生的最重要的工具之一，据估计每年在全球能够挽救两三百万人的生命。疫苗的有效使用使人们成功地根除了天花，目前我们离根除脊髓灰质炎也仅一步之遥。了解疫苗和接种的相关知识，能够帮助我们做出更理性的判断。

参考文献

[1] 马昱，钱玲，佟丽.毛群安风险沟通在我国应对甲型 H1N1 流感中的运用 [C]. 中国健康传播大会，北京，2009.

[2] 李妍.二类疫苗市场萎缩过半 接种率或达历史最低 [OL]. 财新网，2016-06-12. http://companies.caixin.com/2016-06-12/100953268.html.

[3] 张钦.国内奶粉销量去年不升反降 市场份额被洋奶粉瓜分 [N]. 北京青年报，2017-01-23.

[4] 甘贝贝.我国孕产妇死亡率持续下降 [N]. 健康报，2017-02-04.

[5] 刘欢.去年全国新生儿分娩数 1846 万二孩及以上占 45%[OL]. 中国网，2017-01-23.http://finance.china.com.cn/industry/medicine/yyyw/20170123/4079907.shtml.

[6] 卫生部.山西问题疫苗事件造成疫苗信任危机 [N]. 中国网新闻发布会直播，2010-04-06.

[7] 刘仰.山东疫苗案初步处理中不该被忽视的信号 [OL]. 观察者网，2016-05-01. http://www.cwzg.cn/html/2016/guanfengchasu_0501/27841.html.

[8] 王闻.适龄儿童将免费接种甲肝疫苗 [OL]. 新浪网，2008-02-20. http://finance.sina.com.cn/g/20080220/07402007940.shtml.

[9] 国家卫生和计划生育委员会.国家卫计委发布疫苗接种异常反应监测知识 [OL]. 腾讯网，2016-04-03.http://news.qq.com/a/20160403/027776.html.

[10] 佚名.接种疫苗后是不是就一定不得传染病了 [OL]. 网易新闻，2013-04-22.http://news.163.com/13/0422/00/8T1AIMNE00014AED.html.

[11] 佚名.WHO 关于麻疹的最新实况报道 [OL]. 中国疫苗网，2014-02-13.http://www.cnvax.com/t/2037.

[12] 佚名.2016年中国乙肝发病率，乙肝携带者人数及乙肝用药市场空间预测 [OL]. 产业网，2016-11-18.http://www.chyxx.com/industry/201611/468857.html.

[13] 佚名.什么是第一类疫苗？什么是第二类疫苗？哪个更好？ [OL].搜狐新闻，2016-03-22，http://mt.sohu.com/20160322/n441563913.shtml.

[14] 国家食品药品监督管理总局.什么叫疫苗挑战性试验 [OL].2016-03-27.http://www.sda.gov.cn/WS01/CL1759/148500.html.

[15] 张自力.健康传播学：身与心的交融 [M].北京：北京大学出版社，2009.

[16] 夏雪琴，卢永，刘西珍，等.陕西省扶贫项目县乙型肝炎疫苗接种及影响因素分析 [J].中国计划免疫，2004，10（3）：145-148.

[17] 周云，雷百灵，何静，等.汶川地震绵阳极重灾区如何开展卫生防疫工作 [J].中国循证医学杂志，2008，8（8）：602-609.

[18] 韩纲，沈国麟，储可君.对甲型H1N1流感疫苗有效性及疫苗接种可能性认知的中美比较研究：基于大众传媒、健康风险感知和自我效能的影响评估（英文）[J].国际新闻界，2013（1）：154-170.

[19] 余文周，李放军，张振国，等.2013年媒体报道乙型肝炎疫苗事件后部分省儿童家长对预防接种信任度的调查分析 [J].中国疫苗和免疫，2014（3）：233-236.

[20] 席晶晶，张旋，褚尧竹，等.2013年媒体报道的乙型肝炎疫苗事件公众看法网络调查分析 [J].中国疫苗和免疫，2014（3）：237-240.

[21] 岳晨妍，孙校金，韦宁，等.2013年媒体报道接种乙型肝炎疫苗事件对儿童家长影响的快速调查 [J].中国疫苗和免疫，2014（2）：100-104.

[22] 蒋燕，余文周，张晓华，等.2013年媒体报道乙型肝炎疫苗事件后公众对预防接种信任度的电话调查分析 [J].中国疫苗和免疫，2014（4）：314-317.

[23] 潘金仁，周洋，邓璇，等.2013年媒体报道的乙型肝炎疫苗事件一年后影响调查 [J].中国疫苗和免疫，2016（2）：214-220.

[24] 马筱玲，樊嘉禄，陈飞虎."安徽泗县甲肝疫苗事件"的启示 [J].医学与哲学，2007，28（6）：56-57.

[25] 全逸先.媒体应谨慎对待疫苗报道 公众对疫苗免疫信心不可动摇 [J].中国卫生标准管理，2010（2）：63-67.

[26] 源尔.英国"疫苗抵制"启示录 [J].中国新闻周刊，2013（12）.

[27] 国家食品药品监督管理总局，国家食品安全风险评估中心.食品安全风险交流系列丛书 [M].北京：中国质检出版社 / 中国标准出版社，2015.

[28] 何伸. 从突发公共卫生事件透视健康传播 [J]. 新闻窗，2007（4）：14-15.

[29] 杨舒. 场域理论视野下的山西问题疫苗事件——"政治场"与"新闻场"的博弈 [J]. 新闻世界，2010（11）：30-31.

[30] 黄艳兰. 评中国经济时报之山西疫苗案的报道策划 [J]. 科技传播，2010（18）：42.

[31] 闫丽华. "疫苗之殇"的标准化思考 [J]. 大众标准化，2014（1）：43-43.

[32] 董天策，班志斌. 自媒体传播在公共卫生事件中的信息噪音——以《疫苗之殇》大讨论为例 [J]. 新闻记者，2016（5）：64-66.

[33] 岳思佳，雷凌航. 从"茶水发炎"事件看医媒关系矛盾纠结 [J]. 才智，2008（22）：215-216.

[34] 贾荣荣，蒋京兰. 新闻舆论监督的方式选择——以"山西疫苗事件"为例 [J]. 青年记者，2010（23）：4-5.

[35] 刘新君，王会智. 探析网络舆论监督的优点及存在的问题——以"山西疫苗事件"为例 [J]. 成都行政学院学报，2010（3）：94-96.

[36] 沃尔特·李普曼. 公共舆论 [M]. 上海：上海人民出版社，2006：279.

[37] 让·鲍德里亚. 符号政治经济学批判 [M]. 南京：南京大学出版社，2009.

[38] 李希光. 我们的社会需要"逃命新闻"吗？——透视甲型 H1N1 流感 [J]. 探索与争鸣，2009（7）：40-42.

[39] 王涵天. 新媒体语境下我国新闻专业主义研究——以"山东非法经营疫苗事件"为例 [J]. 新闻研究导刊，2016，7（16）：50-51.

[40] 史安斌，钱晶晶. 从"客观新闻学"到"对话新闻学"——试论西方新闻理论演进的哲学与实践基础 [J]. 国际新闻界，2011（12）：67-71.

[41] 李彬. 全球新闻传播史（公元 1500—2000 年）[M]. 北京：清华大学出版社，2005：13.

[42] 陈伟，高志刚，李永成，等. 山东 2016 年非法经营疫苗案件对天津市儿童家长预防接种态度及行为影响调查 [J]. 中国公共卫生，2016，32（7）：881-884.

[43] 温超. 自媒体的信息传播特点及对事件的影响浅析——以山东失效疫苗事件为例 [J]. 中国广播，2016，276（6）：33-36.

[44] 张梦溪. 传统媒体与新媒体在突发性事件传播中议程设置互动分析——以"问题疫苗"事件为例 [J]. 新闻研究导刊，2016，7（15）：91-92.

[45] 曹晚红，卢海燕. 移动互联时代社交媒体舆情的形成与引导——以"山东疫苗事件"的微信传播为例 [J]. 东南传播，2016（6）：56-58.

[46] 曹姗. 传统媒体与网络新媒体对突发公共事件报道的框架分析——以 2016 年山东疫苗事

件为例 [J].新媒体研究，2016，2（20）：3-4.

[47] 田龙过，杜娟.新媒体时代突发事件中的微博公信力研究——以"山东非法疫苗事件"为例 [J].新闻研究导刊，2016，7（11）：28-29.

[48] 郭致杰.微信舆论场传播失范引发的负面舆论分析——以"非法疫苗案"传播为例 [J].青年记者，2016（20）：88-89.

[49] 顾中一.从山东疫苗事件论突发公共卫生事件的社交网络健康传播 [D].北京：清华大学硕士毕业论文，2016.

[50] 郑登峰，周玉清，岳晨妍，等.风险沟通与疫苗相关事件 [J].中国疫苗和免疫，2012（6）：561-565.

[51] 刘冰.疫苗事件中风险放大的心理机制和社会机制及其交互作用 [J].北京师范大学学报，2016（6）：120-131.

[52] 肖丹.浅析风险社会下"山东庞氏疫苗事件"的新闻报道 [J].新闻研究导刊，2016，7（15）.

[53] 张一驰.风险社会语境下"疫苗事件"报道研究——以"康泰乙肝疫苗事件"报道为例 [J].青年记者，2014（17）：34-35.

[54] 朱道文.蚌埠市农村人群乙型肝炎疫苗接种影响因素研究 [J].安徽预防医学杂志，2002（4）：215-217.

[55] 许竞.康泰乙肝疫苗事件后接种率下降 [J/OL].财经杂志，2014-01-13 [2014-01-13].http：//finance.sina.com.cn/consume/puguangtai/20140113/142117934600.shtml.

[56] 张然.我国乙肝疫苗接种率下降 每年 50 万儿童面临风险 [N/OL].京华时报，2014-4-24.http：//health.sohu.com/20140424/n398733244.shtml.

[57] 年度传媒伦理研究课题组.2015 年十大传媒伦理问题研究报告 [J].新闻记者，2016（396）：7-8.

[58] 张壁耕.当前我国媒介权力的异化与制约 [D].石家庄：河北经贸大学硕士论文，2011.

[59] 佚名.21 世纪网主编被查 [OL].人民网，2014-09-04.http://society.people.com.cn/n/2014/0904/c136657-25599865.html.

[60] 强月新，余建清.风险沟通：研究谱系与模型重构 [J].武汉大学学报（人文科学版），2008，61（4）：501-505.

[61] 顾清.国内外公共卫生应急风险沟通研究进展 [J].中华劳动卫生职业病杂志，2011,29（6）.

[62] World Health Organization.International Health Regulations[M]. 2nd ed.Geneva：出版机构不详，2008.

[63] THOMPSON K M, TEBBENS R J D .Retrospective Cost - Effectiveness Analyses for Polio Vaccination in the United States[J].Risk Analysis, 2006, 26（6）: 1423–1440.

[64] ROGERS, EVERETT M. The Field Of Health Communication Today : An Up To Date Report[J]. Journal of Health Commmunication, 2016（1）: 15-23.

[65] PARVANTA, FISHMAN C.Health Communication At The Centers For Disease Control And Prevention[J].American Journal of Health Behavior, 2000, 24（1）: 18.

[66] CHEN R T, RASTOG S C. The Vaccincation Adverse Event Reporting System[J]. Vaccination, 1994, 12（6）.

[67] YU W, LIU D, ZHENG J, et al.Loss Of Confidence In Vaccines Following Media Reports Of Infant Deaths After Hepatitis B Vaccination In China[J]. International Journal of Epidemiology, 2016（45）: 441-449.

[68] FREED G L, CLARK S J, BUTCHART A T, et al. Parental Vaccine Safety Concerns In 2009[J]. Pediatrics, 2010, 125 : 654-659.

[69] GODLEE F, SMITH J, MARCOVITCH H.Wakefield's Article Linking MMR Vaccine And Autism Was Fraudulen[J]. Br Med J, 2011（342）: c7452-c7452.

[70] CAMPBEL H, AMIRTHALINGAM G, ANDREWS N, et al.Accelerating Control Of Pertussis In England And Wales[J].Emerging Infectious Diseases, 2012, 18（1）: 38-47.

[71] AMIRTHALINGAM G, GUPTA S, CAMPBELL H. Pertussis Immunization And Control In England And Wales, 1957 To 2012 : a Historical Review[J].Europe PMC, 2013, 18（38）: 19-27.

[72] HOLT E.Ukraine At Risk Of Polio Outbreak[J].The Lancet, 2013, 381 : 2244.

[73] ZHOU F. Economic Evaluation Of The Routine Childhood Immunization Program In The United States[J].Pediatrics, 2009（133）.

[74] IIAASE N, BETSCH C, RENKEWITZ F.Source Credibility And The Basing Effect Of Narrative Information On The Perception Of Vaccination Risks[J].Health Communication, 2015, 20 : 920–929.

[75] PETTS J, NIEMEYER S. Health Risk Communication And Amplification : Learning From The MMR Vaccination Controversy[J].Health, Risk & Society, 2004, 6（1）: 7-23.

[76] WADIAR. Public Health And Risk Communication : A Brief Overview[OL].www.science-reporting.org.

[77] SLOVIC P.Perception Of Risk[J].Science, 1987, 236（4799）: 280-285.

[78] COVELLO V T, PETERS R G, WOJTECKI J G, et al.Risk Communication, The West Nile Virus Epidemic, And Bioterrorism Responding To The Communication Challenges Posed By The Intentional Or Unintentional Release Of a Pathogen In An Urban Setting[J].Journal of Urban Health : Bulletin of the New York Academy of Medicine, 2001, 78(2) : 382-391.

[79] COVELLO V, SANDMAN P.Risk Communication : Evolution And Revolution[M]//WOL-BARST A.Solutions To An Environment In Peril.Baltimore : Johns Hopkins University Press, 2001.

[80] WADDEL C.Saving The Great Lakes : Public Participation In Environmental Policy[M]//HERNDL C, BROWN S. Green Culture : Environmental Rhetoric In Contemporary American. Madison : U & Wisconsin Press, 1996.

[81] BENNETT P, CALMAN K.Risk Communication And Public Health[M].New York : Oxford University Press, 1999.

[82] NEUSTADT R E, FINEBERG H V.The Swine Flu Affair Decision-Making On a Slippery Disease[J].U.S. Department of Health, Education and Welfare, 1978.

[83] HARRELL E.How To Deal With Swine Flu : Heeding the Mistakes of 1976[N].Time, 2009-04-27.

[84] ENSERINK M.Swine Flu Names Evolving Faster Than Swine Flu Itself[N].ScienceInsider, 2009-05-08.

[85] WRIGHT D.Flu Outbreak : Walking The Line Between Hyping And Helping[OL]. Reuters, 2009-04-27. http : //blogs.reuters.com/fulldisclosure/2009/04/27/swine-flu-walking-the-line-between-hypingand-helping/.

[86] WALSH B.Swine Flu : 5 Things You Need To Know About The Outbreak[N].Time, 2009-04-27.

[87] APPLEBAUM A.A Panic To Welcome, A Little Fear Goes a Long Way In Fighting a Pandemic [N].The Washington Post, 2009-05-12.